楽しくなる看護研究

著●上野栄一／出口洋二／一ノ山隆司

メヂカルフレンド社

序　文

　看護研究について理解することは、臨床の看護実践にとって科学的な視点をもつために必要なことである。また、看護研究を行うことは、専門職としての責務といわれている。それは、看護は実践の科学であり、看護研究を行うことによって科学的根拠に基づく看護（evidence based nursing：EBN）を実践することになるからである。つまり、看護研究は、看護の発展と質の向上を目指した活動である。そのためには、日常の看護行為に対して疑問をもち、また問題点を明確にすることによって研究的な態度を身につけ、よりよい看護の実践につなげていかなければならない。

　看護研究の基礎的な教育は看護基礎教育（大学、短期大学、専門学校）においても行われている。特に、学士課程教育では、「看護研究」の授業は最終学年の4年次に位置づけられている。これは卒業研究とよばれるものである。一方、臨床では、看護師の卒後の継続教育の一環として看護研究が行われている。このように、看護研究を行うことは専門職として当然なことであり、定着している。

　しかし、看護研究に対して「何だか難しくて大変そう」というイメージがある。そして研究計画の段階から発表まで研究全体のプロセスを概観すると、多くの者が「本当にできるのだろうか」といった気持ちになる。特に、初めて研究に着手する看護学生、臨床看護師は漠然とした不安を抱いているのが現実である。そこで著者らは、研究のプロセスを段階的に学習する必要性を理解することによって基本的な知識から応用能力が身につき、看護研究に楽しくチャレンジすることができるように、看護研究のガイドラインになる『楽しくなる看護研究』を著すことにした。

　本書は、看護研究の進め方について、研究の流れに沿ってガイドしている。具体的には、研究テーマの決定から看護研究の方法、論文のまとめ方、研究発表まで、看護研究を進める際に必要な知識や考え方が理解できるように全体を7章で構成した。そして、各項目にはワンポイントメモ、コラム、図や表を提示し解説を加えたので、興味・関心をもって学習ができる内容になっている。また、付録

として、看護研究に役立つ用語集を付けて説明を加えた。

　このような本書の特徴は、以下の3点に集約することができる。

　第1の特徴は、看護研究のプロセスをわかりやすくしたことである。看護研究では、研究の全体像を把握し、そのプロセスを理解することが必要であり、研究のどの段階にあるのかを知ることによって、必要な部分から読み進めていくことができる。

　第2の特徴は、看護研究の理解を助けるために図や表を多用し、ビジュアル化したことである。図や表を用いて視覚的に説明したので、看護研究に対する難しいイメージを変えることができる。

　第3の特徴は、看護研究をイメージしやすくしたことである。看護研究のエピソードなどのコラムも盛り込み、看護研究をより身近なものとしてとらえることができるようにした。

　本書を読むことによって、看護研究に楽しくチャレンジしていただき、難しいことをやり遂げたという達成感を抱いてもらいたい。そして、本書がこれから看護研究に取り組む看護学生や臨床看護師の学習の参考に、また研究指導に携わる指導者に役立つものになれば幸いである。

　最後に、本書の企画から編集作業の過程において、ご協力いただいたメヂカルフレンド社編集部の佐々木満氏に感謝申し上げる。

2011年12月

著者ら記す　上野栄一、出口洋二、一ノ山隆司

目　次

第Ⅰ章　看護研究とは（上野栄一、一ノ山隆司） 1

1　看護研究の意義 2
1. 研究は、疑問を抱くところから始まる　2
2. 看護研究の歴史　3
3. 看護研究を行う意義　4
4. 看護研究における教育、理論、実践との関係　6

2　研究のエビデンスレベル 8

第Ⅱ章　看護研究のプロセス（上野栄一、一ノ山隆司） 11

1　研究テーマの決め方 12
1. 問題点の把握　12
2. テーマの決定　14

2　研究計画立案 19
1. 研究デザインの意味するもの　19
2. 研究デザインの決定　19
3. 研究計画書の書き方　20
4. 科学研究費補助金研究実施計画書の記載方法　27

3　看護研究の倫理的配慮 31
1. 看護者の倫理綱領　31
2. 研究にあたっての倫理的配慮とその記述　32
3. 研究対象者への説明・同意書の記載　34
4. 倫理審査委員会　35

4　看護研究の進め方 37
1. 看護研究を進めるための前提条件とプロセス　37
2. 看護研究に取り組むための準備性と継続性　37

第Ⅲ章　文献検索とクリティーク（上野栄一、一ノ山隆司）　43

1　文献検索 …………………………………………………………………… 44
1. 文献の種類　44
2. 文献検索の実際　46
3. 入手した文献の整理方法　50

2　論文のクリティーク ……………………………………………………… 52
1. 論文のクリティークの目的　52
2. クリティークに必要な知識　52
3. クリティークの方法　53
4. 効果的なクリティークの方法　59

第Ⅳ章　看護研究のデザイン（上野栄一、一ノ山隆司）　61

1　研究デザインとは ………………………………………………………… 62
1. 研究デザイン　62
2. 研究のタイプとプロセス　63

2　量的研究 …………………………………………………………………… 67
1. 量的研究の特徴　67
2. 量的研究のデザイン　68
3. 数量データのビジュアル化　72
4. アンケート調査　72
5. 実験研究　78

3　質的研究 …………………………………………………………………… 84
1. 質的研究のアプローチ　84
2. 質的研究の種類　84
3. 質的研究におけるデータの収集方法　90
4. カテゴリーの生成　92
5. 質的研究の評価　93
6. パソコンを利用した質的研究：内容分析　96
7. インタビューのスクリプト表記と分析方法　102

第V章　データの分析と尺度開発 （出口洋二）　111

1　データの分析 …………………………………………………… 112
1. 基本統計量　112
2. データ分析　116

2　尺度開発 ………………………………………………………… 125
1. 尺度開発とは　125
2. 尺度開発の手順　125
3. 尺度開発の統計学的検証　126

第VI章　論文・抄録の書き方 （上野栄一、一ノ山隆司）　129

1　論文・抄録とは ………………………………………………… 130
1. 論文作成の意義　130
2. 論文に求められるもの　130
3. 論文の種類と抄録　130

2　論文・抄録の書き方 …………………………………………… 133
1. 論文作成の基本事項　133
2. 論文の書き方　134
3. 抄録の書き方　137

第VII章　看護研究発表の実際 （一ノ山隆司、上野栄一）　139

1　看護研究発表の準備 …………………………………………… 140
1. 演題募集　140
2. 演題内容と発表形式　140
3. 抄　録　143
4. 参加登録　145
5. 採択と不採択　146

目次

2.2 効果的なプレゼンテーション …………………………… 147
1. プレゼンテーションの目的　147
2. プレゼンテーションのポイント　148
3. 口演発表　149
4. プレゼンテーション技術の向上　151
5. 示説発表（ポスターセッション）　152

付録　看護研究に役立つ用語集（一ノ山隆司、上野栄一）　156

索引 …………………………………………………………… 166

---

column

- EBMとEBN（上野栄一）……………………………………… 10
- PICOを利用した研究テーマの決め方（一ノ山隆司）……… 18
- 「卒業研究」の指導（八塚美樹）……………………………… 29
- 臨床での看護研究相談会（山本恭子）……………………… 29
- 興味・関心をもつことの大切さ（舟崎起代子）……………… 41
- 演繹法（的）と帰納法（的）からみた研究の考え方（一ノ山隆司）…… 65
- 統計・研究手法を学ぶための参考図書（出口洋二）……… 115
- APAの文献表示（上野栄一）………………………………… 137
- 学会への入会の意義（一ノ山隆司）………………………… 143
- 発表者と共同研究者（一ノ山隆司）………………………… 146
- 研究の可視化（上野栄一）…………………………………… 148
- 看護管理学と研究（叶谷由佳）……………………………… 150
- 看護部としての看護研究支援（宮﨑八尊子）……………… 152

ワンポイントメモ

研究に必要なもの／13　用語の定義／20　因子探索型研究／22　量的研究と質的研究のクリティークの視点／57　実証主義と自然主義／66　研究デザイン・タイプでテーマが決まる／66　統計ソフト／72　インタビューの留意事項／91　ライフヒストリーとフィールドノート／91　内容分析の特徴／98　棒グラフと折れ線グラフの使い分け／114　対応のあるデータと対応のないデータ／117　エクセルの使い方／124　G-P分析とIT分析／126　尺度を利用する場合の注意点／128　学術論文／131　論文・抄録の記述に活かす論文クリティーク（批判的な読み方）の視点／137

第 I 章
看護研究とは

第Ⅰ章　看護研究とは

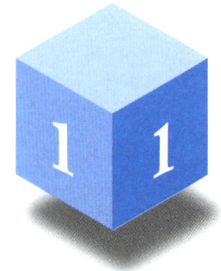

看護研究の意義

1. 研究は、疑問を抱くところから始まる

　下の地図を見てほしい（図Ⅰ-1）。北陸本線の線路が描かれている。皆さんのなかには北陸から京都、大阪への旅行や出張、通勤などで通ったことのある人もいるだろう。さて、この北陸本線で、面白い発見をした。それは夕方電車に乗って京都に向かっていたときの敦賀から新疋田間の車中の出来事である。敦賀を出て夕日がきれいに右車窓から見えた。5分ほど経つと、今度は夕陽が左側に見えてきた。「んん？　何かおかしい」。そう思った。また続けて京都に行くことがあり、敦賀を出て右に敦賀の町並みを見ながらしばらくすると、トンネルに入った。トンネルを抜けると、今度は左側に敦賀の町並みが見えてきた。私はこのとき、線路が直線ではなく、かなり蛇行していることに気づいた。さっそく地図を見ると、線路が丸くループになって描いてあった。

　実際は、上り線は勾配が急となっていて、下り線は緩やかである。急な勾配を電車が上るのは困難なために、上り線のみ山を1周するループになっている。筆者は、何百回とこの路線を利用してきたが、このことに気づいたのは1年前のことである。これを知っている人は何人いるだろうか。

　この例のように、研究は些細なことの発見と疑問から始まる。小さな子どもが、お母さん、お父さんに、「これ、なーに」というように、五感を通して抱いた疑問から

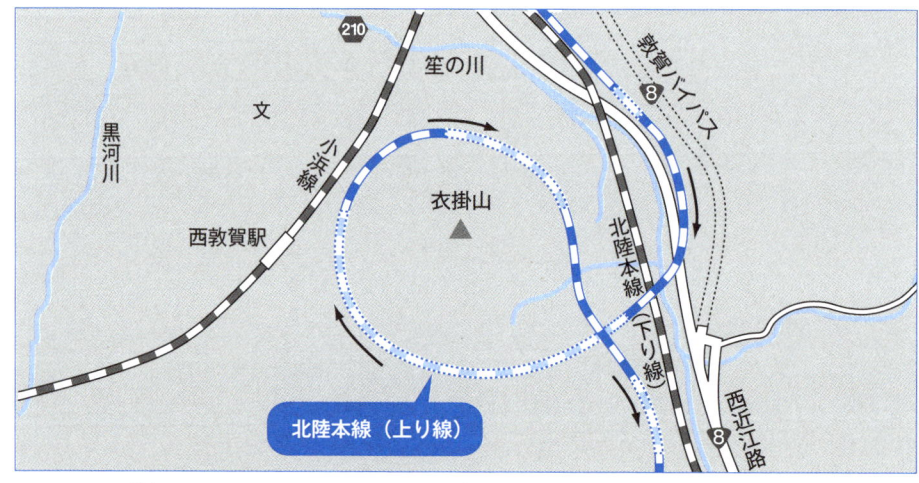

図Ⅰ-1 ● 敦賀-疋田間にある北陸線のループ

研究は始まる。

2. 看護研究の歴史

　看護の歴史を振り返ると、看護研究の出発点は、近代看護の基礎を築いたナイチンゲール（Nightingale F）であることがわかる。ナイチンゲールはクリミア戦争での看護から戦傷者の死亡率を、統計手法を用いて研究している。図 I-2 は、ナイチンゲールの作成した polar graph（鶏頭図）である[1]。近代看護学の歴史は統計学の発達とともにあったが、今から150年以上も前にこのようなグラフが作成されたことに驚愕する。その後、看護とは何かを論じた『看護覚え書』（1859年）を著し、この本自体が研究の成果といえるものであった。ナイチンゲールは、「看護とは、すべての患者に対して生命力の消耗を最小限度にするよう働きかけることを意味する」と述べている。具体的には、「看護とは患者に新鮮な空気、太陽の光を与え、暖かさと清潔を保ち、環境の静けさを保持するとともに、適切な食事を選んで与えることによって健康を管理することである」としている。ナイチンゲールは、多くの専門書を読み、多くの学識者から学んだ知識をもとにし、さらにはクリミア戦争での看護体験から、健全な生活環境を整え、日常生活が支障なく送れるようにすることが重要であるという環境論を導き出した。

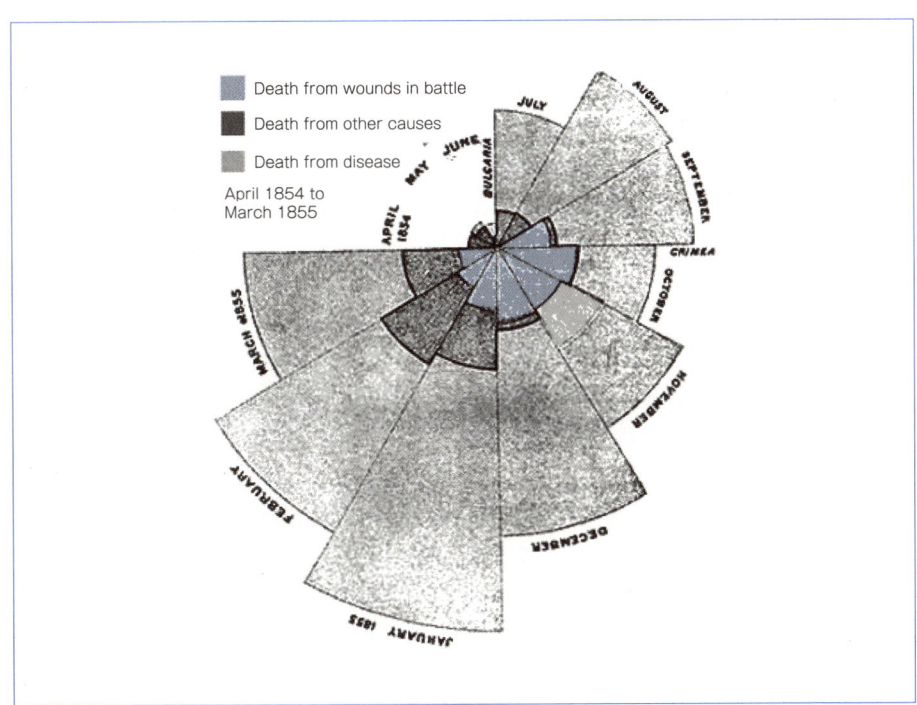

図 I-2 ● ナイチンゲールの polar graph（鶏頭図）：東方駐留イギリス陸軍の死亡率グラフ（1854年4月～1856年3月）

Lienhard JH：No.1712：Nightingale's graph, The Engines of Our Ingenuity. http://www.uh.edu/engines/epi1712.htm/ ［2011.05.03］

表 I-1 ● 米国における看護研究の発展

1950年代	看護研究の急速な発展
1960年代	看護実践の理論的基盤、看護過程、看護の概念枠組みや概念モデルの開発
1970年代	看護実践・看護教育・臨床問題が最優先され、看護の対象が広がる。ケアの質の改善が求められる
1980年代	看護実践の諸側面へ：健康増進、疾病の予防、費用効率の高いヘルスケアの提供とシステムの開発、ハイリスク集団への効果的看護ケア提供方略の開発、看護理論家の概念モデルの検証、記述的・質的研究
1990年代以降	臨床研究指向、看護診断、アセスメントツール（手段）の開発

　その後、表 I-1 に示す米国の看護研究の発展にみられるように現代の看護理論家であるヘンダーソン（Henderson V）、オーランド（Orlando IJ）、オレム（Orem DE）などが輩出し、看護を科学的にとらえた理論が導入されるようになった。これにより看護理論を看護実践に活かすことのできる基盤ができてきた。

　日本においては 1970 年代まではケーススタディ（ケースレポート）中心の事例研究が多かった。しかしながら米国の看護理論などが数多く翻訳紹介され、科学的看護の視点が重視されるようになり、看護の事象（現象）を科学的にとらえその基盤となる知識を形成する看護研究が求められるようになった。学問のための研究資金を調達しづらい時代においては、看護の科学性、いわゆる客観性を示すことを必須と考え、数値化する量的研究が増えていった。その一方で、実際に行われている看護を実践知として学問的に再構築しようとする動きが出てきた。これまでの看護師が経験的に行ってきた様々なかかわりのなかに、看護の原則や治療的意味、あるいは治療的契約が含まれているといった、現在の思想的潮流である社会構成主義の影響を受けた動きである。

　こうした動きは教育側と臨床側双方に密接に関係しており、看護基礎教育の大学化の進展、看護研究の教育・支援体制の整備と相まって、看護の質的・量的研究の増加がみられるようになってきた。

3. 看護研究を行う意義

1）研究とは

　看護研究を行う意義を述べる前に、「研究」の言葉の意味についてふれておく。「研究とは何か」を知っていると、研究に取り組みやすくなり、どうして研究を行うことが必要となるのかがわかるようになる。

　研究とは、「あるものに対して念入りに根気よく探求する営み」である。具体的に説明すると、"あるものに対して" とは、問題とする主題や事柄のことであり、"念入りに根気よく探求する" とは、学問的に真実や本質を明らかにすることであり、"営み" とは研究となる。そのためには、疑問をもち、よく調べ、よく考えて、抱いた疑問からテーマ（課題）になることを焦点化することである。そして、問題として取り上げ

たことに対して学問的に真実や本質を明らかにする営みが研究であり、その方法が科学的であるということである。

つまり、研究とは、疑問や問題にこたえるために科学的方法によって行われる探求であるといえる。しかも、研究は歴史的なものであり、過去を踏まえ、未来を拓くために、現在のなかで探求することである。

看護研究については、次のようなことがいえる。看護研究を看護における研究ととらえてみると、看護（看護実践）のなかで疑問に感じたことから問題（課題）を焦点化して、科学的な方法を用いて探求することになる。「看護は実践の科学である」といった観点からすると、科学的根拠に基づいた実践かどうかが問われる。そのためには、科学的根拠に基づいた看護を実践するための研究が必要となり、その研究が看護研究といえる。

2）なぜ看護研究をするのか

看護研究は、研究で得られた結果（成果）を実践に適応させていくための活動である。そして、看護を科学的な方法で研究することによって、研究で得られた成果などを実践の場に活かすことができる。さらに、その活動をとおして、研究の必要性とその方法や、研究を行うための態度を学ぶことができる。

なぜ看護研究をするかについては、研究の成果を活かすことで看護を科学的に行うことができ、それが看護の質の向上となり、看護の対象によりよい看護を提供できるからである。このことから、既存の看護（看護学）のなかに新しい知識を付与していくために看護研究が必要となる。

また、看護職者は専門職として、専門的に活動することが課せられている。そして、専門的な知識を応用するためには、知識の拡大と研究が要求される。

3）誰のための研究か

看護研究は誰のために行うのかについては、専門職として自分自身のため、病院のため、さらに大きくとらえると人々のためということになる。看護研究の対象を身近な視点から考えると、看護の対象である個人（患者）、家族、地域で生活する人々のために行うことがわかる（図 I-3）。

そこで、看護師の業務を規定する保健師助産師看護師法の第5条をみてみると、看護師とは、「厚生労働大臣の免許を受けて、傷病者若しくはじょく婦に対する療養上の世話又は診療の補助を行うことを業とする者をいう」と定義されている。一方、アメリカ看護師協会（The American Nurses Association：ANA）では、「看護とは、現にある、あるいはこれから起こるであろう健康問題に対する人間の反応を判断し、かつそれに対処することである」[2]と定義されている。看護は、「実践の科学」として位置づけられており、実践は科学的な方法で行うことになる。科学的にするためには、看護研究を行い、その成果を実践に活かすことを指し示している。研究で得られた成果は知的共有財産であるという考え方がある。これは研究で得られた成果を皆で

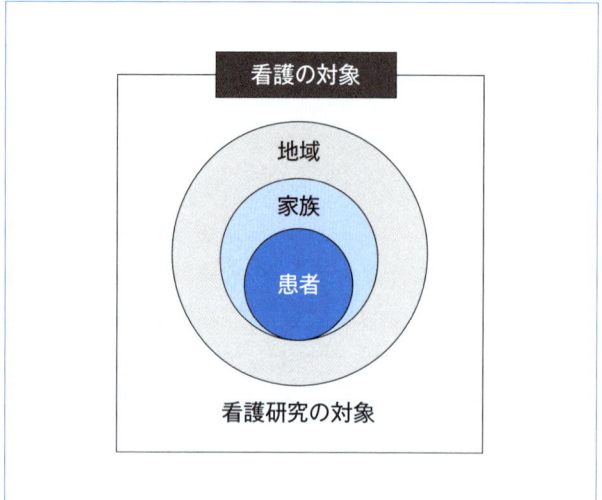

図 I-3 ● 誰のための研究か

共有するという意味であり、共有するためには、研究成果を院内研究、学会発表、あるいは論文として公表していくことが必要となる。そのことをとおして、研究成果は実践に活かされていくのであり、看護の対象となる個人（患者）、家族、地域で生活する人々に還元される。

以上のことから、看護研究の意義を次のように要約することができる。
看護研究を行うことは、その研究結果（成果）が看護の実践を正当化（一般化・普遍化）していくための根拠になり、得られた成果によって看護を改善し、よりよい看護実践につながる。また、対象（患者、家族、地域で生活する人々）への看護を確立することよって、看護が一般的・普遍的になり、看護学（学問）の発展に寄与していく。このように看護の視点から看護の科学の根拠を明確にして、法則性を発掘し看護の学問領域に不可欠な理論の確立を目標に行われる学問が看護学といえる。

4. 看護研究における教育、理論、実践との関係

ロビオンド-ウッド（LoBiondo-Wood G）とハーバー（Haber J）は、看護研究を次のように定義している[3]。

"Nursing research provides the basis for expanding the unique body of scientific knowledge that forms the foundation of nursing practice. Research links theory and practice."（看護研究は看護実践の基盤となる科学的知識の独自の体系を拡大する土台となる。看護研究は理論と実践を結ぶ。）

この定義から、看護研究が教育、理論、実践と深く関連していることを図 I-4 のように示している。看護は科学的な根拠に基づいた（evidence based）実践が必要であることから、理論を活用した看護介入の成果を得る看護研究が行われ、その成果が実証される。研究で得られた新たな知見は看護実践の場で活かされ、看護教育には不可欠

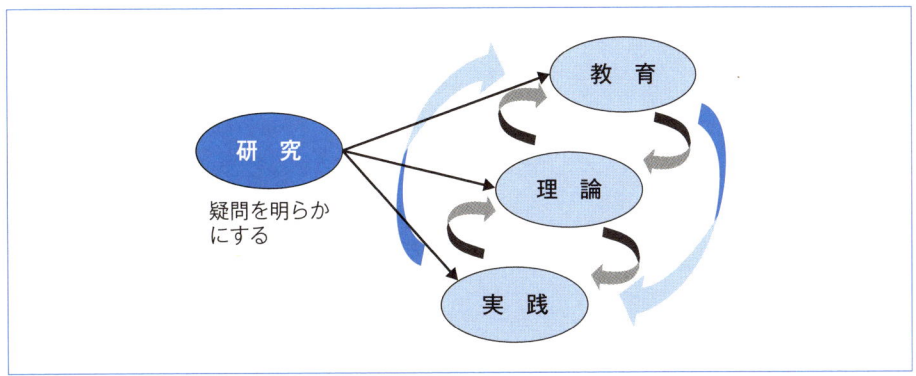

図 I-4 看護研究における教育・理論・実践との関係

LoBiondo-Wood G, Haber J：Nursing Research：Method and Critical Appraisal for Evidence-based Practice. Mosby, 2002.

な教育内容になる。このことから看護研究と教育・理論・実践は相互に結びついている。

そもそも看護は、看護という実践活動であり、看護実践の学問（看護学）である。学問体系を築くためには研究活動があり、看護研究の成果に基づく理論を実践していくことが必要となる。筆者らは、これらのつながりを看護研究における教育・理論・実践のリンケージ（連結、連想、連鎖）ととらえている。

引用文献

1) Lienhard JH：No.1712：Nightingale's graph, The Engines of Our Ingenuity. http://www.uh.edu/engines/epi1712.htm/〔2011.05.03〕
2) 井上幸子：看護学大系第1巻　看護とは〔1〕第2版．日本看護協会出版会，p.8，1995．
3) LoBiondo-Wood G, Haber J：Nursing Research：Method and Critical Appraisal for Evidence-based Practice. Mosby, 2002.

2 研究のエビデンスレベル

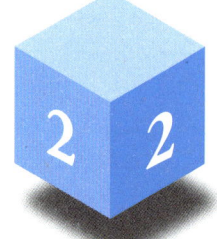

　研究により得られた結果が、どの程度真実の姿に近いか（内的妥当性の程度）＝科学的根拠としての強さの程度を、研究のエビデンスレベルという。エビデンスレベルの高い研究が「質の高い研究」として評価され、科学的根拠に基づく医療（evidence based medicine：EBM）や看護（evidence based nursing：EBN）の基盤となる。
　疫学研究におけるエビデンスレベルは、研究手法により表Ⅰ-2のような順序になる。
　メタアナリシス（meta-analysis）は、誤差を小さくした明確な結論を出す研究手法である。この研究手法は、①個々の研究論文をデータベース検索や参照文献から網羅的に収集、②研究方法の妥当性と結果の均質性を検討、③多数の研究結果を統合する。この手法をとることにより、個々の研究ではばらついた結果であっても、大きな標本サイズとして解析し直すことが可能となる。メタアナリシスにより多数の研究結果を総括し評価することを系統的レビュー（systematic review）という。
　表Ⅰ-2に示すように、一定の条件を満たす研究応募者を介入群と対照群に無作為に割り付け、かつ、介入の有無の情報を研究者と被験者両方に対して遮蔽する（二重盲検法）。このことにより、系統誤差（選択バイアスや情報バイアス）と交絡を共に小さくできる無作為化対照試験（randomized controlled trial：RCT）は、観察研究よりも実証性が高いと判断できる。個々の研究では、途中脱落も起こり、十分な標本サイズによる安定な結果を得にくい場合でも、メタアナリシスで信頼性のより高い結果を得ることができる。
　しかし、メタアナリシスにおいても、解析対象として採用した研究結果に偏り（バイアス）がないかどうかに注意しなければならない。一般的に、出版される研究論文

表Ⅰ-2 疫学研究の研究手法とエビデンスレベル

	研究手法	分析対象	エビデンスレベル
介入研究	メタアナリシス	均質な多数のRCT	高い ↑
	無作為化対照試験（RCT）	無作為に割り付けた介入群と対照群	
観察研究	メタアナリシス	均質な複数のコホート研究	
	個々のコホート研究	要因群と対照群	
	症例対照研究（ケースコントロール研究）	症例群と対照群	
	生態学的研究	集団単位の疾病頻度	↓
	記述疫学研究	個人単位の疾病頻度	低い

には有効な結果が発表されやすいが、無効な結果は発表されにくい傾向がある（出版バイアス）。特に、企業がスポンサーである研究では、企業秘密上すべての結果が公表されることは少ない。また、検索エンジンのデータベースにおいても、英語文献が多数を占め、他の言語論文は収録数が多くない（言語バイアス）。したがって、メタアナリシスに内在するこれらのバイアスの危険性に留意して系統的にレビューされているかどうかを注意深く確認する必要があり、メタアナリシスの結果だからエビデンスレベルが高いと過信することは危険である。

　メタアナリシスはこれまでの研究結果をまとめて総合的に効果を検証する方法であり、EBMとしては最も高い水準にあるとされ、医学研究でよく用いられている。

　メタアナリシスの結果は、フォレストプロット（forest plot）という図で表し、これにより、各研究の結果が均一であるかどうかが視覚的に把握できる。

　たとえば図I-5は、ある薬剤での治療群と対照群との比較を示したフォレストプロット（例として作成した）である。ここでいう信頼区間とは、標本の平均値の代わりに、母集団全体の真の値を含むと考えられる範囲を示すときに用いられる。

　一方、観察研究では、将来に向かって状況を比較する前向きのコホート研究よりも、過去を振り返って状況を比較する後ろ向きの症例対照研究のほうが対象者の選択バイアスや情報バイアスがかかりやすいので、エビデンスレベルは低くなる。さらに、集団単位の疾病頻度について地域相関性を検討する生態学的研究や個人の疾病頻度について時間的分布・地理的分布・属性別分布を検討する記述疫学研究は、要因の仮説を

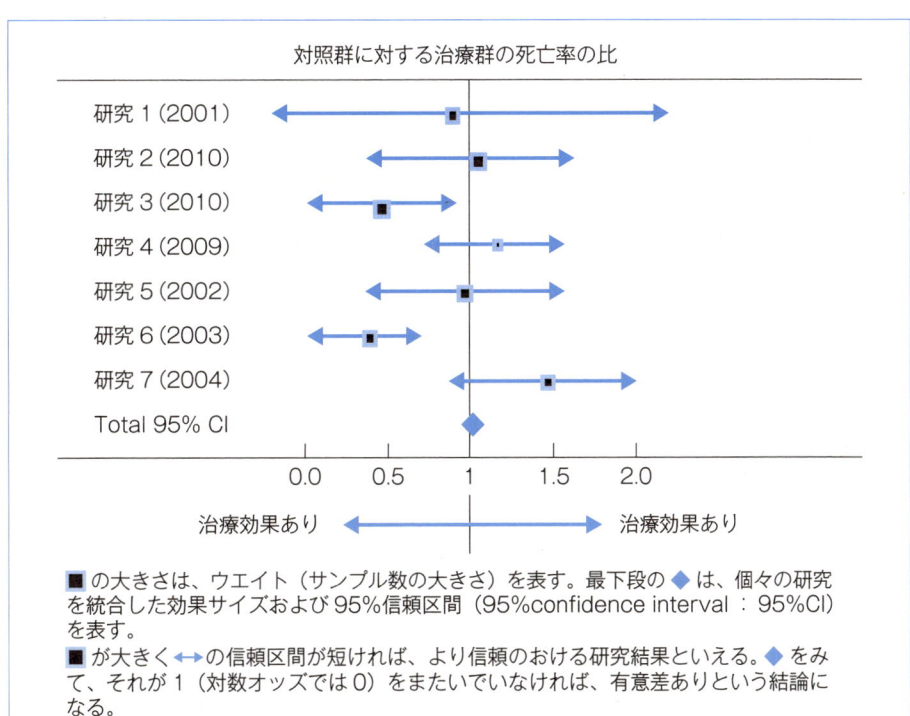

図 I-5　フォレストプロットの例

設定する段階で行う研究であり、エビデンスレベルとしては最も低い研究である。しかし、この段階の知見をもとに要因の仮説を立て、コホート研究から介入研究へとエビデンスレベルの高い分析疫学の研究を展開できるのであって、エビデンスレベルが低いから劣った研究であると誤解してはならない。あくまで臨床応用の立場からみた場合の根拠としての確実性のレベルにすぎず、学術水準の優劣を意味するものではない。たとえコホート研究やRCTであっても、20%以上もの追跡困難例が出るような研究は、決して質の高い研究とはいえない。疫学研究のエビデンスに基づき、臨床現場でEBMやEBNを実践する場合には、患者個人へ適用することが可能かどうか、患者の社会的・経済的状況や精神状態、価値観、コンプライアンスの程度、医師や看護師の技量などを総合的に考慮して判断（外的妥当性の判断）する。

column　EBMとEBN

　メタアナリシスは、今までの研究結果をもとに、そこから臨床にどう活かすかを探る方法である。看護では、まだメタアナリシスの研究はほとんどなされていないが、これからは重要なアプローチとなると予想できる。このメタアナリシスを実施するためには、研究方法がしっかりとしていないと、いくら研究結果を集めても分析することはできない。その意味でも、研究方法を具体的に記述し、実施することはとても大切なことである。EBM（evidence based medicine）とEBN（evidence based nursing）は、いずれも根拠に基づいたという意味があるが、看護の場合は、特に質的研究をベースとした因子探索型研究から仮説検証型研究までを包含する。質的研究で得られた概念（カテゴリー）は、次の段階で量的研究によって実証して初めてEBNとなる。

上野栄一（福井大学医学部看護学科）

参考文献

1) Petitti DB／福井 次矢, 青木 則明（訳）：EBMのためのデータ統合型研究—メタ分析, 決断分析, 費用効果分析の理論と実際. メディカルサイエンスインターナショナル, 1999.
2) 諏訪敏幸, 心光世津子, 山川みやえ：量的研究のシステムレビュー. 日本看護協会出版会, p.32-39, 2011.

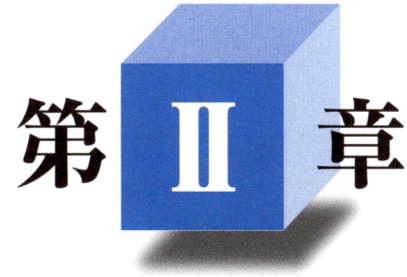

第 II 章

看護研究のプロセス

第Ⅱ章　看護研究のプロセス

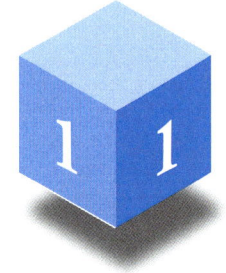

研究テーマの決め方

　研究を行うためには、研究テーマの決定から研究成果が得られるまでのプロセスをよく理解しておくことが必要である。看護研究のプロセスは、看護過程をイメージすると、わかりやすい。図Ⅱ-1 が示すように、看護研究では問題点の把握からテーマを設定し、研究計画立案、実施、評価の流れで進み、再び問題点の把握に戻る。このようにみていくと、研究成果がまた新しいテーマにつながり繰り返しながら発展していくことがわかる。このようなプロセスのことを、plan（計画）、do（実行）、check（評価）、act（改善）の英語の頭文字をとって、PDCA サイクルといっている。

1. 問題点の把握

1）疑問を抱くことから始まる

　研究は疑問を抱くことから始まる。日頃「おかしいな」「これって本当かな」と感じていることや、「なぜ、患者に拒否されたのだろう」「感染予防のために輸液ルートはいつ交換したらいいのだろう」「なぜ患者はうつになるのだろう」などの疑問を抱いたらそれについて情報収集していく。すると問題としてとらえることができる。そして臨床上で浮かんだ問題を、研究疑問（リサーチクエスチョン。解決する論点や問題点のこと）として研究に進めることができる。そのために、一つひとつの疑問を明

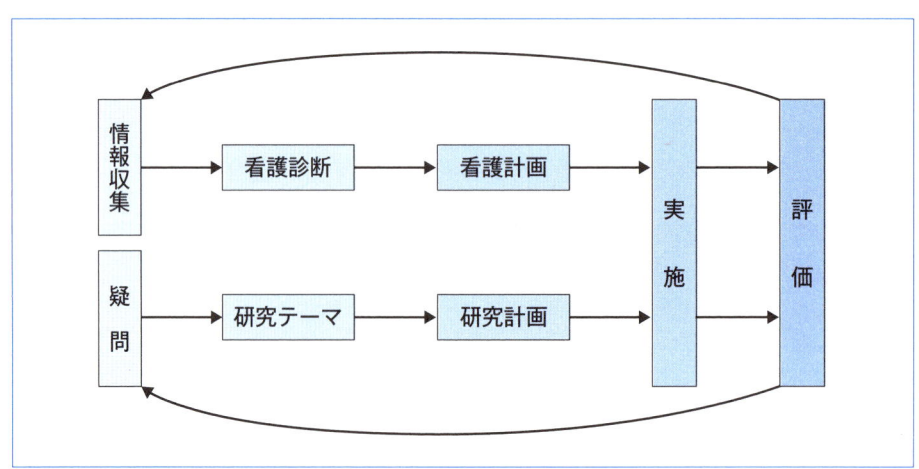

図Ⅱ-1 ● 看護研究と看護過程の共通性
看護計画は、あるべき姿ではなく、現実的な計画であることが重要であるのと同様に、研究計画は実現可能なものでなければならない。

確にしていくことが大切である。

2）研究疑問（リサーチクエスチョン）の選択

問題点の把握をし、研究を進めていくための研究疑問にまで高めるために次の点について考慮する。

- 興味のある事柄は何か、関心のある事柄は何かについて考える。まず、自分が興味・関心のある事柄を、ブレインストーミング法で書き出してみる。頭の中で考えているだけではまとまらない。書くことでアイデアが多く出てくる。たとえば、「なぜ、足浴をすると快眠できるのか」「なぜ、患者は手術と決まるといろいろと情報を得ようとするのか」「なぜ、患者は処置時、D看護師のみを選ぶのか」このようなことが研究疑問となり、研究の第一歩になる。日常よく見る何気ない現象のなかにも、よいテーマが隠れていることがある。見つめ直してみることが大切である。

- 文献を読むことで、ある事柄に関心が湧き、研究テーマとなることがある。たとえば、著者は、「AならばBである」と言っているが、「果たしてそうだろうか」と疑問をもったとき、あるいは、「私ならこう解決できるのではないか」といった考えが浮かんだときが、研究の始まりになる。

- 問題意識の焦点化をする。これは、漠然としている問題意識を絞っていくことを意味する。たとえば、糖尿病食の制限が出ているにもかかわらず、間食などでカロリーオーバーになってしまう患者がいる。このとき、「なぜ守らないのだろう」という疑問が出てくる。そして、実際に患者に会って話を聞くと、「わかっているけど、腹がすくのはストレスになる」「少々食べ過ぎても症状は変わらない」「飲み会が多くて断りきれない」といった患者の考え方や価値観がみえてくる。このように情報収集することで、「わかっていても遵守できない患者の心理状態」「社会生活への適応状態」といった問題点が明確になってくる。

> **ワンポイントメモ**
>
> **研究に必要なもの**
> ①パソコンと、ワードや一太郎などのソフト（ワードプロセッサ）
> ②統計ソフト：量的研究をする研究者には必須である。また、テキストマイニングを行うときにも単語の数などを数えたり、統計処理するときに活用できる。統計ソフトには、SASやSPSS、JMPのように海外で社会科学や自然科学の研究用に開発されたソフトのほかに、「エクセル統計」のように国内企業がエクセルへのアドインソフトとして開発したソフトもある。
> ③文献リストと論文（論文、抄録執筆のときに必要）
> ④研究費用：研究の規模によって違う。

2. テーマの決定

1）研究テーマの決定

研究テーマ（タイトル）は、研究の内容を示すものであり、研究の概要がわかるものにする。研究は、研究テーマの決定から本格的に始まる。

研究テーマは、図Ⅱ-2 に示す過程に沿って決定される。図中の研究疑問（リサーチクエスチョン）は、文献などを検討するなかで明らかになっていくことが多く、文献探索がとても重要である。また、研究にはオリジナリティ、すなわち独自性、さらに有用性、信頼性が求められる。研究テーマの決定はこれらのことを考慮して行われる。

（1）Point ①：自分に興味・関心があるテーマか

臨床上で浮かんだ問題を、研究疑問（リサーチクエスチョン）にまで高め、研究の動機を明確にする。前述したように、その問題について自分が興味・関心のある事柄であるかを問うことから始める。

（2）Point ②：テーマに関連した文献があるか

文献には、単行本、専門雑誌、学会誌などがあり、様々な情報を提示してくれる。文献検索には、インターネットや、大学図書館を利用する。大学図書館の利用方法は、各大学によって異なるので、あらかじめ問い合わせるのがよい。

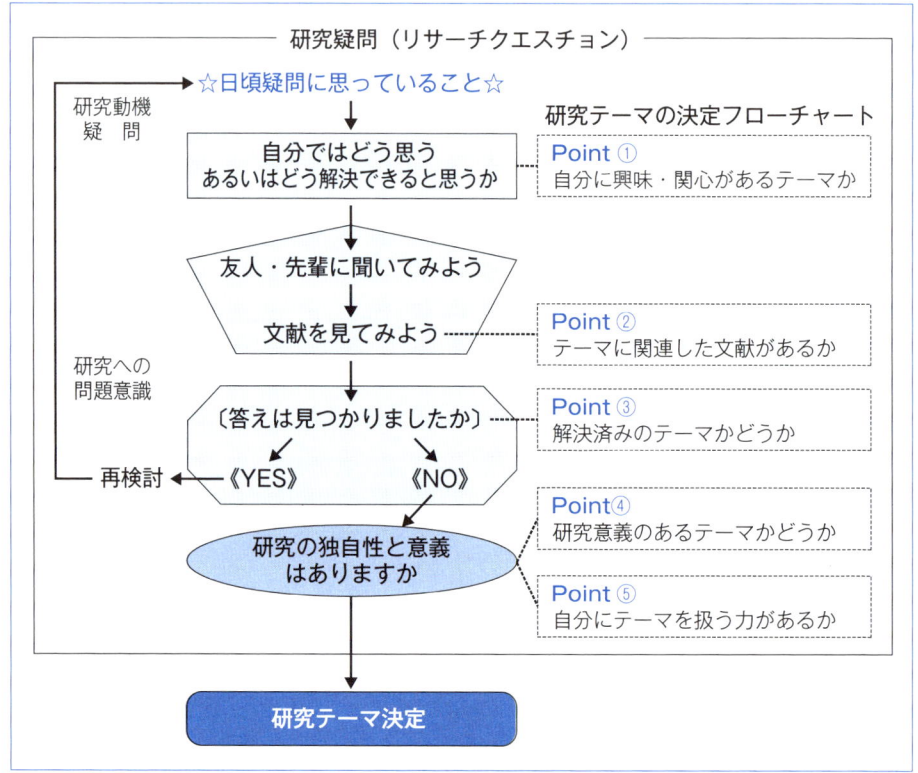

図Ⅱ-2 ● 研究テーマ決定の過程

❶ 研究に有用な文献

　特に研究で有用な文献は論文である。論文には、原著論文、研究報告、総説などがあり、それぞれ有用な情報を提供してくれる。学会（看護系では、日本看護学会、日本看護科学学会、日本看護研究学会などがある）の抄録も文献になるが、抄録はページ数が限られ、なかには1ページに満たないのものもある。1～2ページが標準であるが、情報量が少ないのでできるだけ論文を探す。しかしながら、あまり研究されていないテーマを選んだ場合は、学会の抄録集も大きな情報源となる。

❷ 文献検索から得られること

　看護研究のテーマに関して文献検索をすると、次のことが明らかになる。
- 引用文献としてあげられている研究論文で、多く利用されている論文は何か
- その研究テーマに関する研究の第一人者は誰か
- テーマに関する先行研究の「変遷」

　文献の一覧を作成し、過去から現在に至る流れをつかんだら、現時点で取り組むべき課題が見えてくる。それが自分の取り組むべき「研究テーマ」になる。

(3) Point ③：解決済みのテーマかどうか

　テーマ決定のプロセスでは、自分があげているテーマが解決済みのテーマかどうかを検討する。研究疑問がすでに解決されている場合は、新たに研究する価値はないし、時間の無駄になる。研究疑問が解決されていない場合に研究の価値があり、研究の独自性、研究の意義がある。

(4) Point ④：研究意義のあるテーマかどうか

❶ 研究の独自性

　研究の独自性とは、まだ研究されていない新しい研究テーマであること、たった一つのオリジナルであるということをさす。したがって、オンリーワンとなるのが条件であり、そのためには、文献検索が欠かせない。

　研究テーマに関する文献の有無を検索し、自分の研究が本当に独自性があるかどうかを明らかにすることが大切である。同じ研究があれば研究する価値はない。また、同じ研究を行うことは対象者に無駄な負担をかけることになるので、倫理的にも問題である。ただし、実験研究のプレテストなどで再現性を確かめるのはこの限りではない。

❷ 研究の意義

　看護研究は、実践に役立つものでなければならない。その研究成果をどのように生かすことができるのかについて考える。それが、研究の意義である。たとえば、手洗いの研究をしようとする。この場合、研究の意義として、「手洗いの方法について従来の方法を改良することで、さらに確実な感染の予防ができる」という書き方ができれば、意義のある研究ということになる。

　看護研究は、研究のための研究であってはならない。たとえば研究を実施しなければならないために目的もなく研究を行ってしまう場合がこれに相当する。また、看護介入の研究で実施した介入が有効であったことが証明されたにもかかわらず、その後、

その介入がまったくされないことがある。このことは、看護研究が看護実践に活かしてこそ価値のあることからすると、倫理的にも許されない。これでは何のための研究かわからなくなる。研究をすることにより、どのような価値があるのか、どのように利用されていくのか、どのようなメリットがあるのかについて明確にすることが大切である。

(5) Point ⑤：自分にテーマを扱う力があるか

自分で取り組むことのできる研究テーマであるかどうかを見極める。

研究疑問を明らかにするうえで、利用できる研究機関、資源、時間を考慮する。看護大学の卒業研究では、論文作成まで1年と設定しているところが多い。博士課程（前期・後期）では、2年あるいは3年である。

2) タイトルの決定

タイトルは研究の顔である。研究内容を反映しているかよく吟味することが重要である。タイトルは非常に短い研究の要約ともいえるので、研究内容のキーワードを含めて表現する。

タイトルの決め方としては、次の条件を満たすことが大切である。

- 研究内容を反映している
- 研究の独自性を表現している
- 人の目にとまる表現を用いている

タイトルは、対象が誰で、どのような研究内容なのかを端的に表しているものがよい。たとえば、「学生の実習中のストレスと睡眠状態との関係」というタイトルは一見よさそうであるが、研究の内容をもっと具体的に示したほうが読者にわかりやすい。「看護学生の実習中のストレスと睡眠状態との関係」にすると、どのような対象に行ったかが明らかになる。「看護大学生の」とするとさらに具体的になってくる。このように研究内容を反映した書き方がよい。また、テーマのなかに研究のキーワードになる語句が入っているのがポイントである。

「看護大学生の実習中のストレスと睡眠状態との関係」では、看護大学生、実習、ストレス、睡眠状態がキーワードとなる。

3) 研究テーマの最終的な決定

研究テーマが決定したら、本当にできるのかどうかについて、以下の事柄を再度検証する。

- 研究期間内にできるかどうか
- 研究費用は十分かどうか

表Ⅱ-1 は、研究テーマの決定シートを用いて課題を明らかにする方法であり、図Ⅱ-2 を併用するとよい。

- 最初に研究疑問をブレインストーミングにて書き出す。一人でもできるが、グループですると効果的である。

表Ⅱ-1 ● 研究テーマ決定シート

日頃疑問に思っていること

自分ではどう思うか、あるいはどう解決できると思うか

友人、先輩に聞いてみよう

文献をみてみよう

答えは見つかりましたか　YES／NO

研究の独自性、意義はあるか

研究テーマを決定する

- 自分ではどう思うか、あるいはどう解決できると思うかを書き出す。
- 友人、先輩に聞いてみる。
- 文献検索する。
- 答えは見つかったかどうかについて記載する。YESならば、研究にはならない。NOの場合は次のステップへ進む。
- 研究の独自性と意義を記述する。
- 研究テーマを決定する。

参考文献

1) Craig J, Smyth RL編／斉尾武郎監訳：チェンジ・プラクティス，看護をかえるEBN．エルゼビア・ジャパン，p.27-47, 2003.
2) 松本直子：エビデンスを使える実践者になろう！―問題を見出すセンス，エビデンスを見出すスキル．EB Nursing, 9(2)：200-207, 2009.

> **column** PICO を利用した研究テーマの決め方

PICO は、EBN（evidence based nursing）の最初のステップである「問題の定式化」であり、4つの要素を使って研究疑問を明確化するものである。
その患者に→何をすると→それをしなかった場合に比べ→どのような結果になるか
P ＝ Patient（患者、対象）に対して
I ＝ Intervention（介入）何をすると
C ＝ Comparison（比較）それをしなかった場合に比べて
O ＝ Outcome（結果、効果）どうなるか
PICO の手順はまず、問題を明確にするために問題となっている状況をよく分析する。
① 患者にとって解決すべき問題は何か
② 問題に含まれる要素は何か
③ 解決あるいは意思決定するために必要な情報は何か
そして、PICO に沿ってできるだけ回答可能な表現を使って文章化していく。
褥瘡のできやすい高齢患者を例にとると、
「褥瘡のできにくいベッドはないだろうか」という疑問を PICO の手順で文章化する。
P ＝褥瘡のできやすい高齢患者が
I ＝褥瘡予防のマットレスを使った場合は
C ＝普通のマットレスを使った場合に比べ
O ＝褥瘡の発生率が低下する
文章化することで、何を明らかにしたいかが明確にできる。
問題を文章化したときにあがってくるキーワードが、EBN の次のステップである情報の検索で役立つ。

一ノ山隆司（近大姫路大学看護学部）

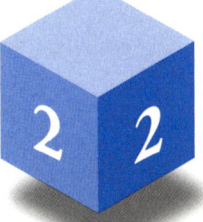

2 研究計画立案

1. 研究デザインの意味するもの

　研究論文には必ず研究デザインが記載されている。*design* は、フランス語に起源をもつ。「指し示す・導く」という意味がある。すなわち、デザインは、誰かに何かを伝えるという意味合いをもつ。論文に記載する研究デザインには、"これから私は、このような研究をします"というメッセージがこめられている。研究デザインは研究計画の段階で詳細に記載するものである。研究デザインを明記することで、研究の方法、データ収集の方法が明確になる。

2. 研究デザインの決定

　研究の方法を詳細に記述していくことが研究デザインの決定につながる。研究方法がわからないと研究デザインを決めることはできない。対象の設定、研究手順をしっかりと決めることが大切である。デザインを決めることで、看護研究を脱線することなく正しく進めることができる。

　研究デザインには、大きく分けて量的研究と質的研究がある。量的研究には、関係探索型研究、関連検証型研究、仮説検証型研究、実験研究などがあり、質的研究には事例研究、因子探索型研究、グラウンデッドセオリー、現象学的アプローチ、エスノグラフィーなどがある（表Ⅱ-2）。研究を進めるにあたっては、自分の研究がどのデザインに当てはまるのかを研究目的に合わせて十分に吟味する。研究デザインには多種多様なものがあるが、自分の研究に最も適切であり、なおかつ実行可能な研究デザインを選択して、研究計画を吟味することがとても大切である。あらゆる研究は、対象の選択から統計解析に至るまで、研究計画の段階で精緻に練ることが必要である。

表Ⅱ-2 ● 量的研究と質的研究

量的研究	質的研究
・関係探索型研究 ・関連検証型研究 ・仮説検証型研究 ・実験研究	・事例研究 ・因子探索型研究 ・グラウンデッドセオリー ・現象学的アプローチ ・エスノグラフィー

3. 研究計画書の書き方

1）研究計画書の意義

研究計画書は、道路地図のように目的地（ゴール）に向かって研究者を導く役割を果たす。「研究計画書を書くことで研究の8割はすでに終わった」と言う研究者もいる。これは心理的な達成度という意味である。時間管理の観点からも時間の無駄を防ぐ働きがある。また、「次はこうすればよい」という方向性を共有できる点から、共同研究者との作業も円滑に進めることができる。

研究計画書の意義には、以下のものがある。

- ほかの人に作成した計画書を見せて意見を聞くことができる。
- 研究対象施設対象者に研究を依頼する公文書として使用できる。
- 研究対象者への情報提示に使用できる。
- 研究助成を受ける際の審査書類となる。
- 大学院受験の際に提出の要件となることもある。

2）研究計画書の記載

研究計画の立案には、十分な文献検討と適切な研究デザインの選択、研究を実施するための具体的な過程を記載しておくことが必要となる。

研究計画は、「研究テーマ（タイトル）」「研究者名と所属（共同研究者含む）」「研究動機」「研究の背景」「研究対象のとらえ方（概念枠組み）」「研究の意義」「研究方法」について記し、それらを確実に実施していくための人的資源、必要な時間、経費や倫理的配慮などで構成する。

研究計画書の記載項目を表Ⅱ-3に示す。

（1）研究テーマ（タイトル）

タイトルには、研究内容がわかるようなキーワード（keywords）を入れる。たとえば、「新人看護師のストレスとうつとの関係」をタイトルとしたときに、この研究のキーワードは、新人看護師、ストレス、うつである。

（2）研究の背景と目的

この研究で何を明らかにするかを記載する。研究疑問の背景や動機、文献から得られた知見などをもとに研究の目的を的確に表現する。この部分が計画書のなかでも重

ワンポイントメモ

用語の定義

研究テーマや概念枠組み、研究目的などで使用する用語については、一般化された明確なものでない限り、定義する。用語を定義した場合には、本研究だけで使われる定義であることを理解し、定義した内容が他の学問領域などで示していることとかけ離れていないかを確認する。
研究テーマ（タイトル）のkeywordsで記した「新人看護師」「ストレス」について、本研究での用語の定義として説明する。

表 Ⅱ-3 ● 研究計画書の記載項目

研究テーマ（タイトル）

研究者名・所属
研究代表者・所属 共同研究者・所属 連絡先　代表（住所および連絡可能な時間帯）

研究の背景と目的

概念枠組み

研究方法
1. 対象者・対象施設 2. 調査内容 3. データの収集・回収方法 4. 解析方法、使用統計処理ソフト 5. 倫理的配慮

本研究の独自性と意義

費　用
印刷代、インクカートリッジ、紙代　など

研究日程
年　　月　　日　資料収集 　　　　月　　日　アンケート配布　インタビュー開始 　　　　月　　日　アンケート回収　インタビュー終了 　　　　月　　日　データ入力 　　　　月　　日　データの解析 　　　　月　　日　抄録作成 　　　　月　　日　日本○○学会　○○県にて発表

発表学会
日本○○学会（○○県） ○○国際学会（○○）など

文献一覧

その他（備考）

要である。

(3) 概念枠組み

　概念枠組みは、「理論」「理論枠組み」「概念図式」「概念モデル」「モデル」などとよばれることもある。概念枠組みは研究の枠組みを表し、概念枠組みの構築は、適切な研究デザインを設計するために必要なものである。なぜならば、「研究の枠組み」

というように広く解釈することによって、これから行う研究の方向性や位置づけを明確に示すものと認識できるからである。このことから、概念枠組みは、研究の羅針盤としての役目を果たし、研究のデータ収集方法やデータ分析方法を決定するための指針にもなる。したがって、概念枠組みは、研究デザインが明確になることから研究には欠かせないものである。

研究を開始する前段階では、研究疑問（リサーチクエスチョン）を明確にして、研究テーマを決定する。この過程では、特に文献検索を行うことが不可欠であり、文献検索で得られた理論や概念を検討することは概念枠組みを設計するための基本となる。また、文献検索で得られることは理論や概念だけではなく、自分の行う研究にどのような知見（視点と考え方）が必要なのかを見出すこともできる。これらの段階を経て、概念枠組みを構築することができる。そして、概念枠組みには問題の焦点化が明瞭になっていることを書き示すことが必要であり、そこで用いた概念や概念間の関係あるいは関連性などを説明する方法には図式化がある。また、図式化したことを成文化（文書化）できることが求められている。このように表すことによって、研究疑問が鮮明となり、どのような調査を実施するのか、あるいは調査項目をどのような内容で設定するのか、十分に検討することができる。

仮説を検証する量的研究においては、概念枠組みを構築することが効果的である。では、質的研究では概念枠組みが必要なのか不要なのかについて筆者らは、研究の問いに相当する「これは何であるか」が明確にされていない段階（現象がわからないケース）での研究（たとえば、因子探索型研究）においては、概念枠組みの構築はできないととらえている。質的研究のすべてに共通していえることではないが、現象がわからないので、明らかにしていく（仮説を見出す）研究だとすると、概念枠組みが構築できないと考えている。

図Ⅱ-3の概念枠みの例では、わかりやすく平面的に示した。これは何らかのストレスが加わるとうつ状態の兆候が出現し、その結果、セルフケア能力が低下することを図式化したものであり、研究目的は「うつ状態に影響する要因について明らかにする」ことである。

この研究は、調査研究であり、調査を開始する前段階から図のような図式化ができる。図式の矢印に沿って説明すると、「ストレスが増大するとうつ状態になり、さらにセルフケアを低下させる」であり、これが仮説になる。研究デザインは量的研究の仮説検証型研究となる。

では、もう少し詳しく解説すると、ストレスをストレスとして認知し、それに影響を及ぼす要因がある。たとえば、年齢、性差、勤務時間、サポートしてくれる人の有

> **ワンポイントメモ**
>
> **因子探索型研究**
> ある結果を生じさせている原因（因子；要素、要因）が不明であるため、概念枠組みの構築はできない。

「ストレスが増大するとうつ状態になり、さらにセルフケア能力を低下させる。本研究では、うつ状態に影響する要因について明らかにする。」

図Ⅱ-3 ● 概念枠組みの例

無、などである。これらが変数とよばれるもので、変数と変数の間には特定の関係や関連性があるのかについて仮説として表すことができる。その仮説の検証を行うことで、ストレスにどのような影響を与えているのかを明らかにすることができる。

また、ストレスにはセリエのストレス学説やラザルスのストレスコーピング理論など様々な学説や理論があり、これらの考え方も概念枠組みを構築するときに活用できる。概念枠組みは、複雑に絡み合っている現象間の関係をわかりやすくしたものである。

(4) 研究方法

対象者・対象施設、調査内容、データの収集・回収方法、解析方法（使用統計処理ソフト）、倫理的配慮について記載する。

❶ 対象者・対象施設

対象者は何人かを記載する。年齢層、経験年数などの属性を中心にするが、調査内容によっては、性別などを記載することがある。また、対象者の選定にあたっては、どのように選んだかについても詳細に記載する。最もよい方法は、無作為抽出法であるが、実際はある特定の病院を選ぶといった有意調査（調査対象者を抽出する際に、ある目的のために意図的に対象を選ぶ方法）が一般的である。

【例】
本研究は、全国の看護師を対象に各都道府県より層化抽出法により無作為に1施設を選んだ。

対象施設は、情報公開されている施設の特徴を記載する。

【例】
対象とする○○病院は、病床数400床で、G地域に位置する。7：1看護体制である。

あまり詳細に記述すると、病院名が特定されたり、入院患者を研究対象にした場合、個人の特定がされるため、倫理的な手続が必要になる。

❷ 調査内容

調査内容は具体的に記載する。性別、年齢などは、独立変数（説明変数）となりうる。アンケートの最初に聞く項目となることが多い。調査する内容で最もよく使用されるのは、ストレス尺度あるいは、性格検査など既存の尺度である。多くの既存の尺

度があるので、信頼性・妥当性のある尺度であることを確認してから使うようにする。

❸ データの収集・回収方法

　たとえばアンケート調査なら、いつ、誰が、どこで、どのように説明し、どのように同意を得て配付するのかについて記載する。

> 【例】
> アンケートは、調査者自らが対象施設に出向き、対象者に説明する。

　また、アンケート用紙を誰がどのように、いつ、回収するかについても具体的に記載する。

> 【例】
> アンケート用紙は、回収ボックスを看護師休憩室に設置し、調査者のBさんが締め切り日に病棟に出向き、回収する。

❹ 解析方法、使用統計処理ソフト

　データの解析方法について具体的に記述する。統計処理方法、分析ソフトには、様々なものがある。

> 【例】
> 性別による職務満足度の違いについてχ^2検定を行う。また、独立変数（説明変数）を県別として、従属変数（目的変数）を職務満足度、ストレス度とし、一元配置分散分析を行う。

> 【例】
> ・データの解析にはSPSS17.0Jを用いる。
> ・データ処理には、SASを用いる。

❺ 倫理的配慮

　倫理的配慮の記載には、対象者の人権擁護、プライバシーの保護に関する事項を具体的に記載する。また、その際、申請書や説明文書の内容と一致するように注意する。倫理的配慮は、実際に研究を行う前の研究計画書のなかでもとても重要な項目になってきている。論文や抄録でも、必ず記載することが条件となっている。また、研究計画の段階でどこのどのような倫理審査を受けるのか（受けているのか）も記載する。

（5）研究の独自性と意義

　研究の独自性では、他の研究ではまだなされていない未知の領域であることを説明する。

　研究の意義では、研究をすることによりどのような成果が期待されるかについて記述する。学問的な貢献を示すことがポイントとなる。

【例】
本研究を実施することにより、患者の QOL に貢献することができる。
本研究により、患者と家族への社会的支援ができるシステムの構築に役立てることができる。

(6) 費用

研究には、必ず経費がかかる。印刷代、用紙代などの消耗品代のほか、情報収集のための本代や学会参加費用も必要経費となる。名目としては、情報収集経費、消耗品（印刷用紙、インクカートリッジなど）などがある。

【例】
情報収集：○○大学○○学部○○先生の大学へ訪問
　　　　　国会図書館で文献検索
消耗品：インクトナー：10,000 円
　　　　○○学会（交通費）：50,000 円
　　　　○○統計学研修会参加費：30,000 円
　　　　アンケート用紙代：5,000 円
　　　　学会発表（交通費、宿泊費含む）：50,000 円

(7) 研究日程（実施計画）

スケジュール表は、研究の実施計画、役割分担などを具体的に記載する。学会の発表や締め切りの期限から逆算して、調査期間、統計処理の期間、抄録や発表資料を作成する期間などを設定して記載する。

【例】
1 月上旬：アンケートの作成（研究グループ 5 名の打ち合わせ会）
1 月 29 日：アンケート完成（教育担当課長に提出）
2 月上旬：アンケートの依頼と配布（担当 A さん）
2 月下旬：アンケートの回収（担当 B、C さん）
3 月上旬：統計処理（D、E さん）
3 月下旬：抄録作成、○○看護学会に抄録送付（F さん）
8 月上旬：日本○○学会にて発表（G さん）

(8) 文献

文献には、引用文献と参考文献とがある。引用文献を先に書く。

文献の記述方法には、様々な種類がある。AMA Style Guide（American Medical Association）、APA Style Guide（American Psychological Association）、Chicago Style Guide（Chicago Manual of Style）、MLA Style Guide（Modern Language Association）、NLM Style Guide（National Library of Medicine）、バンクーバースタイルなどである。

文献のスタイルは、投稿する雑誌の規定に基づく。研究計画書の段階では、細かな規定は不要だが、施設や機関に応じた規定に則るようにする。

第Ⅱ章　看護研究のプロセス

たとえば、バンクーバースタイルでは次のような文献表記となる。

> 上野栄一：看護師における患者とのコミュニケーションスキル測定尺度の開発，日本看護科学会誌，2005；25巻2号，47-55

最近は、インターネットを利用した文献を用いることが多くなってきた。インターネットを利用する場合は、下記のように記述するのが一般的である。

著者名：テーマ　http//www.○○▲▲□□　2008.09.24（アクセス日）

研究テーマから文献までの研究計画書の記載例を**表Ⅱ-4**に示す。

表Ⅱ-4　研究計画書の記載例

研　究　計　画　書

課　題（研究テーマ）

医療安全文化の視点からみた医療職の医療安全に対する認識の違い

研究者名・所属

研究代表者：舟崎　起代子　　富山市立富山市民病院
共同研究者：一ノ山　隆司　　国際医療福祉大学小田原保健医療学部看護学科
　　　　　　上野　栄一　　　福井大学医学部看護学科

研究の背景と目的

　数ある職業のなかで、医療職ほどわずかな間違いでも、対象の生命の危機に直結する職業はない。医療が他の職業と最も大きく違うところは、サービスの対象が人間、それも疾病や障害、苦痛を心身にもつ患者であるということである。さらに、そうした患者に対し診断・治療上の必要性から様々な医療行為が行われている。近年、医療事故は他産業における事故と同様、不適切な規則や物品、人手不足など様々な要因が原因になっていると報告されている。医療事故に影響する要因として近年、組織風土や安全風土といった概念が取り入れられてきた。
　安全風土（文化）は患者の安全に影響する重要な要素であり、職場の安全管理の状態に関する、職員によって共有された認識を概念化したものである。先行研究[1]では、患者安全を確保するためには、自己評価よりも同僚やチームの評価に関するツールを用いた調査のほうがより正確な情報が得られること、医療安全風土の構成を【職員の態度】（コミュニケーション、医療上のエラーの報告、規則と手順の遵守、患者と家族の参画）と【組織要因】（上司の安全リーダーシップ、他職種の安全リーダーシップ、安全管理委員会のリーダーシップ、規則と物品の有用性）に分類している。このことから、病院で勤務する医療従事者の安全に対する認識・コミュニケーションのあり方などから、医療の質と事故防止の観点について研究する。そこで、本研究では、α県内の総合病院の医療従事者を対象に医療安全の職場風土について自記式質問紙調査を実施する。

研究方法

1. 対象病院・対象者

　α県内のΣ総合病院、Σ総合病院で勤務する医療従事者（研究参加への承諾が得られた者）の医師、看護師、療法士（理学療法士、作業療法士、言語聴覚士）、技師（放射線技師、臨床検査技師、臨床工学技師）、薬剤師、栄養士とする。
※質問項目には、上司の態度について回答する質問項目が含まれるため、各部門の長（管理職）は調査対象から除外した。また、非常勤職員も対象から除外する。

2. データの収集方法

　無記名自記式質問紙調査

3. データの分析方法

　医療安全風土尺度[1]（松原開発）を使用。基本属性（性別、年齢、勤続年数、経験年数、学歴、職種、医療安全に関する研修の受講の有無、インシデントレポート提出の有無）と職員の態度4因子17項目、組織要因4因子16項目で構成されており、そう思う、どちらかといえばそう思う、どちらともいえない、どちらかといえばそう思わない、そう思わない、の5段階評定とした。項目別に集計し、従属変数を基本属性、独立変数を各因子とした重回帰分析を行う。

4. 解析方法

　解析には、SPSS ver17.0 for Windows を用い、有意水準は5％とする。

5. 倫理的配慮
1) 看護部倫理委員会の審査を受け、承認を得た。
2) 質問紙に本研究の意義と内容及びプライバシーの保護を約束する旨を文面に明記する。
3) 参加は任意で匿名であること、データは個人が特定されないように処理することを説明し、アンケートの回答をもって本研究への同意とする。
4) 医療安全風土尺度の使用に関しては開発者の同意を得た。

6. 解析用ソフト
SPSS ver17.0 for Windows

本研究の独自性と意義
α県内のΣ総合病院で勤務する医療従事者の医療安全に対する認識を客観的に評価する。
本研究の独自性は、看護職のみならず、医療安全を病院全体でとらえるという観点から医師、薬剤師、栄養士などの医療スタッフを対象に実施する点である。また、医療安全に影響するという組織風土を分析することによって、よりよい組織風土の育成、さらに現状の職場風土への理解をもとに今後の医療安全につながる。

費用
- 印刷代　インクカートリッジ、紙代
- CD、USB（記憶媒体）
- 資料閲覧　図書館
- 封書代（郵送代　切手代）
- 学会費用
- 交通費
- 報告書の作成

研究日程
○年○月上旬から資料収集（文献など）
○月○日　アンケート作成
○月○日　アンケート配付
○月○日　アンケート回収
○月○日　データ入力
○月○日　データ解析
○月○日　抄録作成
○月○日　医療の質・安全学会（第○回）にて発表予定
第○回日本看護研究学会学術集会（平成○年度）にて発表予定

発表学会（研究の公表）
医療の質・安全学会　第○回学術集会（平成○年○月○日～○日）
第○回　日本看護研究学会学術集会（開催日時は未定）

文献一覧
1) Matsubara S, Hagihara A, Nobutomo K：Development of a patient safety climate scale in Japan. Int J Qual Health Care, 20：211-220, 2008
2) 石川雅彦：医療安全教育における卒前・卒後の一貫教育を目指して「医療安全：看護基礎教育・臨床ジョイント研修」を終えて．看護教育, 49(5)：422-427, 2008
3) 横内薫：看護師養成機関の看護基礎教育における医療安全教育の実際．神奈川県立保健福祉大学実践教育センター看護教育研究集録, 139-146, 2008
4) 佐藤幸光：医療安全学連載講座　医療現場におけるリスクマネジメントの基礎と取り組み．地域医学, 22(4) 342：345, 2008
5) 日本医師会：医療安全管理指針のモデルについて．日本医師会雑誌, 128(4)：615-627, 2002
6) 桑原安江：看護組織の人材マネジメントストラテジー　新人教育から始める人材マネジメント　医療安全文化の醸成に向けて．看護管理, 12(9)：679-684, 2002
7) 山岸まなほ, 他：病院職員の医療安全に対する意識と行動．病院管理, 44(1)：7-17, 2007

4. 科学研究費補助金研究実施計画書の記載方法

　ここで、科学研究費補助金の申請書における研究実施計画書の記載方法について説明する。科学研究費補助金とは、人文・社会科学から自然科学まですべての分野にわたり、基礎から応用までのあらゆる「学術研究」を格段に発展させることを目的とする「競争的研究資金」であり、複数の査読員による審査を経て、独創的・先駆的な研

究に対する助成を行うものである。科学研究費補助金は、基盤研究、挑戦的萌芽研究、若手研究の分野などに分かれていて、研究計画書など申請された書類審査により研究資金が提供されるものである。ほかに、外部資金（学会の研究助成、企業の研究助成）などもある。科学研究費補助金に対する研究実施計画書の記載様式や以下の例なども参考に、具体的かつ明確な研究実施計画書を作成する。

(1) 研究期間

研究期間は、年月日を記載する。「日」を省略した研究計画書を目にすることがあるが、平成21年10月～11月と研究期間を設定した場合は、10月30日～11月1日の場合も、10月1日～11月30日の場合も含まれてしまうことになるので、是正する必要がある。

(2) 対象者の設定

対象患者（および対照群）の採用基準、除外基準（年齢、合併症など）をできるだけ具体的に記載する。対象患者、対照群とも合理的な根拠に基づく人数を設定し、不必要あるいは実現困難な設定をしないようにする。未成年者を対象とする場合は、必要性を十分に検討する。

(3) 研究の実施施設

対象者から試料の提供を受ける施設と、試料の解析をする施設を具体的に記載する。複数の医療施設の患者が参加する研究の場合はその協力施設名とプロジェクト全体の患者数（対照群の人数も）を記載する。複数の研究施設で試料の解析を行う場合も同様に、役割分担を記載する。

(4) 対象とする試料（資料）と入手方法（特に実験計画の場合）

実験研究あるいは介入試験のなかでも身体に侵襲性のある研究には、具体的な倫理的配慮の記載が求められる。

血液や組織などの検体採取の方法と採取量を具体的に記載する。研究のために余剰な採血や組織切除を必要とすることがわかるように記載する。検体量は必要最小限に抑える。

(5) 解析方法（特に遺伝子に関する実験研究の場合）

検体採取後のDNA（RNA）抽出、対象遺伝子名とその解析内容（遺伝子変異、SNPsなど遺伝子多型、メッセンジャーRNA発現量など）、解析方法、統計的処理の方法を具体的かつ明確に記載する。

(6) 結果予測

結果予測は、文献などをもとにしながら自分の研究の結果を予測して書く。

【例】
本研究により、看護師の職務満足度は、病棟によって違いが出ることが予測される。また、看護経験年数別によって、新人看護師の職務満足度が低いと考えられる。

(7) 進捗状況

進捗状況は、研究を進めるにあたっての情報収集やアンケート作成などの進捗状況を記載する箇所である。

---

column　「卒業研究」の指導

「卒業研究」は、学士課程の集大成に位置づけられた創造性の追求を系統的に学習する科目であるといわれていると同時に、卒業後に専門性を深めるための基盤づくりにもなる科目である。卒業研究の指導は、自己学習を主体として進めているが、最も大切にしていることは、学生との対話である。研究テーマを決めていく段階は、特に十分な時間をかけてテーマを絞り込んでいく必要がある。なぜそう思ったのか、どんな看護実践や看護現象からの疑問なのか、そのとき自分はどう考えたのかなど、立場や考えの違う人と対話することで、様々な意見や質問、あるいは感想などを交わすことになり、自分の研究の動機や目的、方向性がおぼろげながらはっきりしてくる。その際、室温や湿度、明るさ、場所などに気を配り、お茶を飲みながらリラックスした雰囲気のなかで、自由に話すことができるように心がけている。また時々、末梢循環をよくするような簡単な体操や日常生活の工夫を取り入れることにも配慮している。対話する姿勢や環境、日常生活に心配りすることで、リラックスと集中ができるようになる。動機や目的を明確にしていく対話を繰り返すことによって、学生は看護に対する考え方や研究の方向性がそれとなく明らかになり、次に続く文献検討へと進んでいけるのである。

　　　　　　　　　　　　　　　　　　　　　　　　八塚美樹（富山大学医学薬学研究部）

---

column　臨床での看護研究相談会

臨床の場で研究相談の講師をしていて7年目を迎える。多くの現場の看護師の方々との出会いを通じて、看護研究相談会では指導というよりも相談しながら研究計画書の整理をすることが私の役目である。看護研究は研究計画書を書くことが初めの一歩となるが、日頃疑問に思ったことなど、テーマにしたいことについて肩肘張らずに書くことにしている。目的を明確にして、実行可能な方法を選ぶことが不可欠である。たとえば多くの人のデータを得ることができるなら量的にまとめることもできるが、逆に研究協力者が少ないと予想される場合には一つひとつの事例を大事にまとめていく方法を選ぶ。

臨床の看護師から、文献検索をすると同じような論文があったので、やっても意味がないのではないか、ということをよく聞く。しかし、多くの看護研究は人を対象とすることが多いため、特に現場での実践的な研究ではほとんど同じ研究は存在しないと考えている。むしろ類似した研究があればシッカリと読んで自分たちの計画の独自性を見つけるとよい。

テーマをできるだけ絞って、あまり大きなテーマにしないことが肝心である。一つの現象に対して広い視野でみることが看護の仕事では求められ、看護職の特技であるが、研究として答えを出しやすくするコツはいろいろなことを削いで焦点を絞ることである。それをするのが、私の研究相談の役目かもしれない。

臨床での研究はできるだけシンプルに、そして目的をはっきりさせ、データをとりやすく、まとめやすく、疑問の解決ができて、意外と楽しかった！またやってみよう！と思ってもらえるように心がけている。

　　　　　　　　　　　　　　　　　　　　　　　　山本恭子（園田学園女子大学人間健康学部）

> 【例】
> 本研究を進めるにあたり、新人看護師に関するストレスの研究について、〇〇学会に参加し、ストレスが身体的にも精神的にも新人看護師に大きな悪影響を与えるなどの情報を得た。またアンケートについては、アンケート内容を抽出しているところである。

(8) 謝辞に記載する人の予定

謝辞は、研究協力にかかわった人を記載する。

> 【例】
> 〇〇大学医学部看護学科　教授〇〇　氏
> 〇〇附属病院　看護師　〇〇　氏
> 〇〇附属病院　看護部長　〇〇　氏

ただし、後で論文などに名前を記載するときは、必ず本人に了解をとることが必要である。

3 看護研究の倫理的配慮

研究においては、研究協力への同意の手続き、対象者の不利益、研究・公表についての組織的了解、対象者の特定、著作権などの倫理的配慮が重要視されており、倫理的配慮なしに看護研究を始めることはできない。倫理的配慮の手続きがどのようになされたのかの明記がないと学会発表することや論文にできない。重要なことは人間の尊重である。倫理は社会構造や考え方などによって変化するものでもあり、常に社会の動向を視野に置く必要がある。

1. 看護者の倫理綱領

看護に関する倫理綱領には、「看護者の倫理綱領」「ICN看護師の倫理綱領」「ICM助産師の倫理綱領」がある。そのうち、日本看護協会が示す看護者の倫理綱領は、全部で15項目あり、その前文は次のように記載されている。

「人々は、人間としての尊厳を維持し、健康で幸福であることを願っている。看護は、このような人間の普遍的なニーズに応え、人々の健康な生活の実現に貢献することを使命としている。

看護は、あらゆる年代の個人、家族、集団、地域社会を対象とし、健康の保持増進、疾病の予防、健康の回復、苦痛の緩和を行い、生涯を通してその最期まで、その人らしく生を全うできるように援助を行うことを目的としている。

看護者は、看護職の免許によって看護を実践する権限を与えられた者であり、その社会的な責務を果たすため、看護の実践にあたっては、人々の生きる権利、尊厳を保つ権利、敬意のこもった看護を受ける権利、平等な看護を受ける権利などの人権を尊重することが求められる。

日本看護協会の『看護者の倫理綱領』は、病院、地域、学校、教育・研究機関、行政機関など、あらゆる場で実践を行う看護者を対象とした行動指針であり、自己の実践を振り返る際の基盤を提供するものである。また、看護の実践について専門職として引き受ける責任の範囲を、社会に対して明示するものである」[1]。

また、15項目としては表Ⅱ-5に示すものが提示されている。

表 II-5 ● 「看護者の倫理綱領」条文（日本看護協会，2003）

1. 看護者は、人間の生命、人間としての尊厳及び権利を尊重する。
2. 看護者は、国籍、人種・民族、宗教、信条、年齢、性別及び性的指向、社会的地位、経済的状態、ライフスタイル、健康問題の性質にかかわらず、対象となる人々に平等に看護を提供する。
3. 看護者は、対象となる人々との間に信頼関係を築き、その信頼関係に基づいて看護を提供する。
4. 看護者は、人々の知る権利及び自己決定の権利を尊重し、その権利を擁護する。
5. 看護者は、守秘義務を遵守し、個人情報の保護に努めるとともに、これを他者と共有する場合は適切な判断のもとに行う。
6. 看護者は、対象となる人々への看護が阻害されているときや危険にさらされているときは、人々を保護し安全を確保する。
7. 看護者は、自己の責任と能力を的確に認識し、実施した看護について個人としての責任をもつ。
8. 看護者は、常に、個人の責任として継続学習による能力の維持・開発に努める。
9. 看護者は、他の看護者及び保健医療福祉関係者とともに協働して看護を提供する。
10. 看護者は、より質の高い看護を行うために、看護実践、看護管理、看護教育、看護研究の望ましい基準を設定し、実施する。
11. 看護者は、研究や実践を通して、専門的知識・技術の創造と開発に努め、看護学の発展に寄与する。
12. 看護者は、より質の高い看護を行うために、看護者自身の心身の健康の保持増進に努める。
13. 看護者は、社会の人々の信頼を得るように、個人としての品行を常に高く維持する。
14. 看護者は、人々がよりよい健康を獲得していくために、環境の問題について社会と責任を共有する。
15. 看護者は、専門職組織を通じて、看護の質を高めるための制度の確立に参画し、よりよい社会づくりに貢献する。

日本看護協会編：日本看護協会看護業務基準 2007 年度改訂版，看護者の倫理綱領，日本看護協会出版会，p.536-537，2010．より引用

2. 研究にあたっての倫理的配慮とその記述

　研究する際は、多くの施設で施設独自の倫理的配慮の承認が必要とされている。また、論文を投稿する場合も、倫理的審査の承認の有無が受理の条件となっている。研究計画の段階や研究開始時からその結果を公表するまでに、適切な倫理的な配慮や手続きが行われているのかについて、厳密に審査される。その配慮や手続きに不備がある場合には、発表することはできない。また、実際は適切な倫理的配慮などを行っているのにもかかわらず、その内容が記載されていないと発表することができない場合がある。

　倫理的配慮としては、病院名、患者氏名などが特定されないようにするなど、学会などでの論文発表時の倫理的配慮（論文発表する際の被験者への承諾のとり方、個人が特定されないようにするなど）が重要となってきた。

　図 II-4 は、重要な倫理的配慮の6項目を示す。基本となる事項なので必ずチェックするようにする。

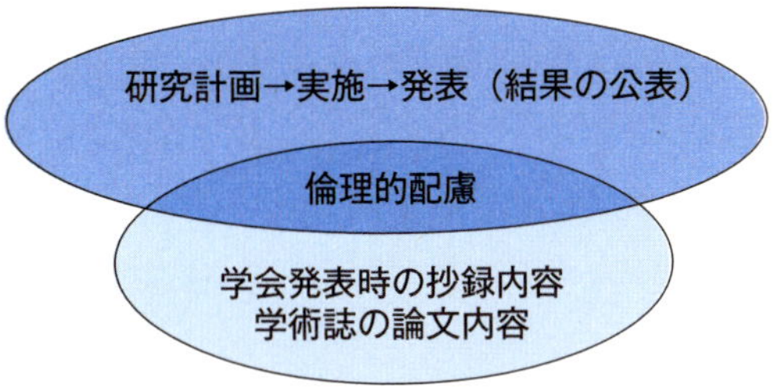

研究プロセスに不可欠な倫理的配慮の共通事項

研究計画→実施→発表（結果の公表）

倫理的配慮

学会発表時の抄録内容
学術誌の論文内容

- □ 研究対象者に対して、事前に研究の趣旨、結果の公表について説明しているか
- □ 対象者の自由意思で研究参加の諾否が決定されているか
- □ 研究への参加によって、対象者に不利益や負担が生じないように配慮しているか
- □ 希望すればいつでも研究への参加を辞退できることを、事前に対象者に説明しているか
- □ 特定の個人を識別できる情報（個人情報）については、秘匿性に十分配慮しているか
- □ 倫理委員会など（倫理委員会がない場合にはそれに相当するもの）の審査を受けているか（研究施設の内部データを使用する場合など）

図Ⅱ-4 倫理的配慮6項目チェックリスト

次に倫理的配慮とその記述に関する留意点を示す。

- 研究対象者へは研究内容および研究結果の公表などについて説明し、対象者の自由意思で研究参加の諾否が決定され、承諾が得られたのかを明記する。特に、対象者の判断能力が低下していると考えられる場合（たとえば認知症者、精神障害者、意識障害者など）は、本人に代わる重要他者から承諾（代諾）が得られた旨を明記する。
- 研究対象者へのプライバシーの配慮として、抄録の記述内容で研究対象者が特定できないようにする。固有名詞（当院、当病棟という表記も含む）、写真などを掲載する場合は、研究結果を示すのにどうしても必要な場合のみにし、掲載によって研究対象者が特定できないよう十分配慮し、掲載の承諾を得られた旨を明記する。
- 研究への参加によって対象者の不利益や負担が生じないように配慮し、その旨を明記する。
- 研究に際しては、一般的に所属施設の倫理委員会の承認を得て実施する。特に、人間や動物を対象とした研究、研究施設の内部データを使用するなどの倫理的な配慮が重要となる研究を行う場合には、倫理委員会など（倫理委員会がない場合にはそれに相当するもの）の審査を受けていることを明記する。研究の実施だけでなく、結果の公表（発表）に関しても、研究対象者および研究施設の承諾が必要になる。倫理委員会の名称は匿名とはせずに実名を用いて正確に表記するが、倫理委員会の実名を表記することで研究対象者が特定される可能性がある場合には、「所属施設の倫理委員会」などの表記をする。
- 文献から図表や本文を引用する場合は、著作権に配慮し出典（文献）を必ず明記する。既存の尺度を使用する場合は、尺度の作成者から許諾を得たこと、または出典（文献）を明記する。尺度を改変して使用する場合には、作成者から許諾を

得たことを必ず明記する。
- 個人情報の取り扱いは、個人情報保護法、「看護研究における倫理指針（日本看護協会 2004）」「医療・介護関係事業者における個人情報の適切な取扱いのためのガイドライン（厚生労働省 2004）」「看護者の倫理綱領（日本看護協会 2003）」「臨床研究における倫理指針（厚生労働省 2003）」および所属施設の規定に従う。

3. 研究対象者への説明・同意書の記載

研究対象者への説明・同意書は、図Ⅱ-5 の記載事項のようにポイントを端的に示

同 意 書

_____ 殿

私は「（研究課題を記入）」について、説明文書を用いて十分な説明を受け、理解しましたので、自らの意思により本研究に協力することを同意する。

【説明を受け理解した項目】（該当項目に✓を付けてください。）
- ☐ 研究等の目的について
- ☐ 研究等の方法について（研究等のスケジュール、試料提供の方法等）
- ☐ 予測される成果・危険性について
- ☐ その他の検査あるいは治療法について
- ☐ 研究等への協力は自由意思で、協力しない場合でも不利益を受けないこと
- ☐ 同意後においても同意の撤回は自由であること
- ☐ 研究計画書等の開示について
- ☐ 試料提供者にもたらされる利益および不利益について
- ☐ 試料の保存について
- ☐ 個人情報の保護について
- ☐ 研究等終了後の試料の取扱について
- ☐ 研究等に関わる費用の負担について
- ☐ 研究から生じる知的財産権の帰属について
- ☐ 研究成果の公表について

同意年月日　平成　　年　　月　　日
ご本人氏名　　　　（署名または記名押印）　　　　印

（代諾者が必要な場合は、以下にご記載ください。）
代諾者氏名　　　　（署名または記名押印）　　　　印（本人との続柄：　　）

説明日　　平成　　年　　月　　日
説明者　　　　　（署名または記名押印）　　　　印
所属・職名　　　　
氏名　　　　　（署名または記名押印）　　　　印

図Ⅱ-5 ● 同意書の例

したものに記載する。

4. 倫理審査委員会

　倫理審査委員会は多くの施設で設置されているが、まだ設置されていない場合は、看護部長などで構成される教育委員会で承認を得た、などの記述が必要となるのでどのような手続きを行ったのかを明らかにしておく。院内研究は、倫理審査委員会の承認を得てから研究を実施することになる。他施設で研究をする場合は、研究者の所属する倫理審査委員会の承認を得た研究計画書をもとに、他施設での倫理審査委員会に再度審査されることがある。

　「臨床研究に関する倫理指針」（厚生労働省）では、倫理審査委員会について表Ⅱ-6のように説明されている（抜粋）。

表Ⅱ-6　臨床研究に関する倫理指針（厚生労働省）

(1) 倫理審査委員会は、臨床研究機関の長から臨床研究計画がこの指針に適合しているか否かその他臨床研究の適正な実施に関し必要な事項について意見を求められた場合には、倫理的観点及び科学的観点から審査し、文書により意見を述べなければならない。
(2) 倫理審査委員会の設置者は、委員会の手順書、委員名簿並びに会議の記録及びその概要を作成し、当該手順書に従って倫理審査委員会の業務を行わせなければならない。
(3) 倫理審査委員会の設置者は、(2)に規定する当該倫理審査委員会の手順書、委員名簿及び会議の記録の概要を公表しなければならない。
(4) 倫理審査委員会の設置者は、(2)に規定する当該倫理審査委員会の委員名簿、開催状況その他必要な事項を毎年一回厚生労働大臣等に報告しなければならない。
(5) 倫理審査委員会は、学際的かつ多元的な視点から、様々な立場からの委員によって、公正かつ中立的な審査を行えるよう、適切に構成され、かつ、運営されなければならない。
　＜細則＞
　1. 倫理審査委員会は、医学・医療の専門家等自然科学の有識者、法律学の専門家等人文・社会科学の有識者及び一般の立場を代表する者から構成され、かつ、外部委員を構成員として含まなければならない。また、その構成員は男女両性で構成されなければならない。
　2. 審議又は採決の際には、自然科学分野だけではなく、人文・社会科学分野又は一般の立場を代表する委員が1名以上出席していなければならない。
　3. 臨床研究機関の長など審査対象となる臨床研究に携わる者は、当該臨床研究に関する審議又は採決に参加してはならない。（中略）
　4. 臨床研究機関の長は、必要に応じ、会議に出席することはできる。ただし、当該者は倫理審査委員会の委員になること並びに審議及び採決に参加することはできない。
(6) 倫理審査委員会の委員は、職務上知り得た情報を正当な理由なく漏らしてはならない。その職を退いた後も同様とする。
(7) 倫理審査委員会の設置者は、当該倫理審査委員会がこの指針に適合しているか否かについて、厚生労働大臣等が実施する実地又は書面による調査に協力しなければならない。
(8) 倫理審査委員会の設置者は、倫理審査委員会委員の教育及び研修に努めなければならない。

引用文献

1) 日本看護協会:看護者の倫理綱領. 2003. http://www.nurse.or.jp/nursing/practice/rinri/pdf/rinri.pdf〔2011.7.25〕

参考文献

1) 片田範子:21世紀に問う看護の倫理性. 日本看護科学学会誌, 2 (22):54-64, 2002.
2) 小島操子:終末期医療における倫理的課題. ターミナルケア, 7 (3):192-199, 1997.
3) 高田早苗, 内布敦子:看護実践における倫理性―遺伝子診断・治療における看護の役割. 日本看護科学学会誌, 22 (2):65-75, 2002.
4) 上野栄一:看護研究コンパクトガイド. 医学書院, 2002.

4 看護研究の進め方

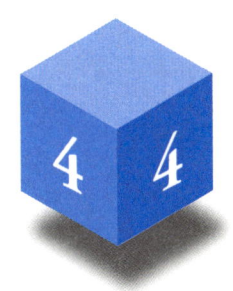

1. 看護研究を進めるための前提条件とプロセス

　看護研究を行う前提条件として、研究できる環境が整っていることが必要である。パソコンや統計ソフトがある、情報のアクセスが容易である（図書館やインターネット環境）、指導者がいる、研究仲間がいるなどである。次に必要なものは研究を行う高い動機（モチベーション）である。さらに研究を円滑に進めるための研究デザインの知識と文献検討など研究に取り組むための準備、データの収集と分析、研究成果の発表である。そのプロセスを表Ⅱ-7に示す。これを図にすると図Ⅱ-6のとおりである。

2. 看護研究に取り組むための準備性と継続性

　看護研究のマトリックスを図Ⅱ-7に示す。横軸には過去から未来までの時間軸を、縦軸には忍耐・体力〜創造力までを表した。それぞれの番号に応じて段階別にステップアップする項目が書いてある。一目でわかるように数値を示しているので、この図を見ながら自分の研究がどの程度進んでいるのかを知ることができる。
　詳細な研究計画書を記載し、準備し、実行するというプロセスが重要である。研究は時間と労力を要し、すぐに結果を出すことは不可能である。少しでも効率よく研究

表Ⅱ-7 ● 看護研究のステップモデル

Step 1 準備	実際に研究を取り組むために必要な研究デザインや文献検討の意義と方法は研究計画書の書き方につながる。つまり、この学習は、看護実践の向上に資する研究の準備性となる。
Step 2 方法	データ収集は、信頼性のある結果を得るためには重要な過程である。したがって、明らかにしたいことや、調査したいことが正確に把握できるように適切なデータ収集方法を選択しなければならない。もちろん、手法としてのデータ収集方法を学ぶことは不可欠であるが、選択した方法によって明確化できる範囲などが限定されるので、その限界も認識することが必要となる。 データ分析は、収集したデータについて、一定の手続きをもとに集計し、分析する過程である。それは、収集した原料を加工する過程といえる。収集できた原料がすばらしくても加工が適切でないと製品は生産されない。そこで、加工の過程に必要となる用具や測定指標が重要となる。たとえば、量的研究では統計的手法、質的研究では帰納的分析がある。
Step 3 文章化・プレゼンテーション	一般化に向けた過程においては、比較と視覚化が重要になる。そして、研究の成果を発表するプレゼンテーション（口演・示説発表）につなげる。

第Ⅱ章　看護研究のプロセス

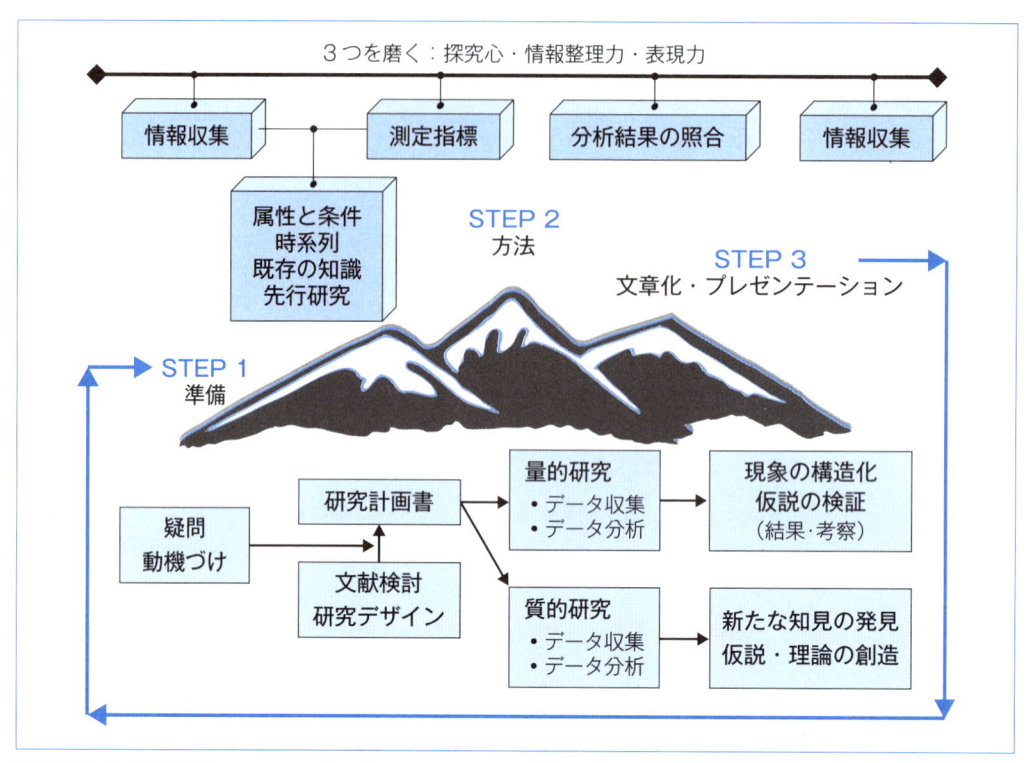

図Ⅱ-6　看護研究のステップモデル

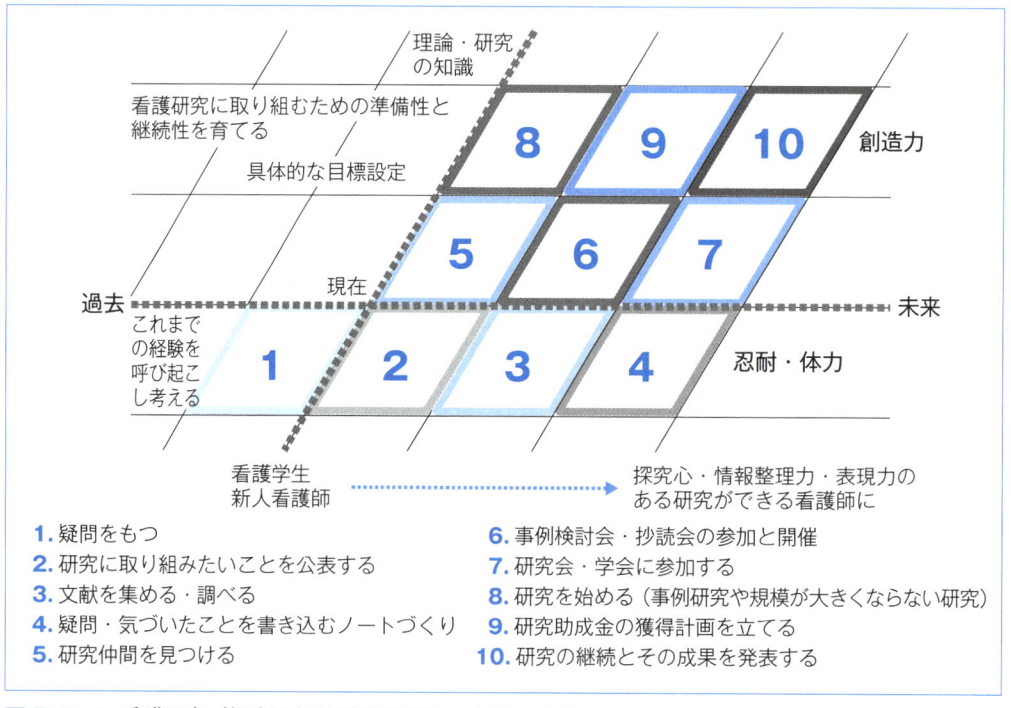

図Ⅱ-7　看護研究（個人で行う看護研究）マトリックス

本図は，富山福祉短期大学の教育目標と行動目標を表した「福短マトリックス」の図を参考に作成した。
資料／北澤　晃：「つくり，つくりかえ，つくる」ことの学びの成り立ち，共創福祉，2（2）：1-14, 2007.

1. 疑問をもつ
2. 研究に取り組みたいことを公表する
3. 文献を集める・調べる
4. 疑問・気づいたことを書き込むノートづくり
5. 研究仲間を見つける
6. 事例検討会・抄読会の参加と開催
7. 研究会・学会に参加する
8. 研究を始める（事例研究や規模が大きくならない研究）
9. 研究助成金の獲得計画を立てる
10. 研究の継続とその成果を発表する

を進めるためには計画を立て、実施するときにもどのレベルまで進んだかをアセスメントすることが大切である。看護研究の最終地点は、10の研究の継続とその成果の発表である。

1）疑問をもつ

研究は、疑問を抱くことから始まる。疑問を抱くことは関心があるということである。そのことが情報収集するきっかけになる。

2）研究に取り組みたいことを公表する

研究として取り組みたいことを、友人、同僚、先輩に伝える。伝えることで、さらに情報量が増え、文献などについても教えてもらえる機会になる。また、伝えることで自分のやる気が維持できる。

3）文献を集める・調べる

関心のある事柄を調べるために、図書館に出かけて調べてみたり、インターネットを活用する。また、看護系の専門誌、書籍、学会の抄録や論文を少しずつ読む機会を増やしていく。同じような疑問を抱く仲間との情報交換からさらに文献についても教えてもらえる機会が増え、論文を読むことに慣れていく。研究に着手するための準備期なので、書かれていることをすべて理解しようとせずに、文献を集めたり、調べたりしていくうちに習慣化される。

4）疑問・気づいたことを書き込むノートづくり

雑誌、書籍、学会誌を読み進めるうちに、また、疑問が生じたりする。また、新たに気づくことも増える。そのことをメモしたりして、書き込むことに慣れるようにする。次第にまとめる力がつき、ノートに整理できるようになる。もちろん、パソコンの文章作成ソフトを活用する。ノートづくりは研究を行うために文献を集めて、クリティークしそのリストを作成するときにも役立つ。

5）研究仲間を見つける

研究を行う仲間がいることは、情報の交換だけではなく、同じテーマあるいは関連するテーマで研究が行える。一人で行うよりも共同で行うことで、研究をとおして、他者の考えていることを知る機会にもなり、知見を増やすことができる。仲間がいることで、支え合うこともできるし、楽しく研究を進めていくことを可能にする。

6）事例検討会・抄読会の参加と開催

研究を行うために事例検討会や抄読会への参加や見学をすることは効果的である。看護の事例検討では、患者とのかかわりから生じている疑問やケアでうまくいったこと、いかなかったことについて、それはどうしてかの視点で討議する。看護が患者ケ

アに用いている問題解決技法や患者の様々な状況を知る機会になる。抄読会については、何を読むかによって学べる内容が異なるが、研究や論文のスタイルなどがわかるようになる。さらに、自分が研究をする、論文を書くことのヒントを見つけることができる。

7）研究会・学会に参加する

関心をもったテーマに関連する研究会や学会に参加することにより、発表形式や、それぞれの方法がリアルに視聴できる。よく行われている研究、あまり行われていない研究についてもわかるようになる。この体験が研究会や学会で発表することに役立つ。また、同じことに関心をもっている人に出会える機会になり、さらに研究仲間ができたり、研究の輪が広がっていく。

8）研究を始める（事例研究や規模が大きくならない研究）

研究に限らず、小さなものからコツコツと行う習慣は、大きなことができる準備になる。初めはしっかりと研究の基礎を学ぶことにとどめておくことが重要である。したがって、無理のないように対象者の条件やその規模を考慮しながら取り組むようにする。事例研究から始めてみるのもよい。自分の研究テーマによって用いる測定用具は異なるが、アンケート調査を行うときには、よく用いられている一般化された質問項目（尺度）を用いてみる。独自に作成した質問項目を用いることは決して悪いことではないが、研究結果に影響を与えている測定用具だとしたら、初めのうちは極力控えたほうがよい。このことについては、研究の指導者などから積極的に意見をもらうことを心がける。

9）研究助成金の獲得計画を立てる

研究を行うためには、経費が必要となる。研究の基礎を学び、大規模な研究を行うためには、なかなか個人の負担だけではなし得ないことがある。研究の内容にもよるが、研究費として助成してくれる企業、学会や各省庁などもある。研究助成金を獲得するための計画を立てることも研究を継続していくためには必要となる。

10）研究の継続とその成果を発表する

計画から発表（公表）までを研究とすると、その結果を他者に伝えることが必要となり、研究の意義になる。発表することで得られることが多く、他の研究者の意見などから次の課題のヒントが得られたり、研究を継続することの意欲をもてたりする。研究のプロセスをPDCAサイクルで考えると、繰り返し発展していくものになる。また、研究はリサーチというが、このリサーチのリ（re）は再びを意味することから再びサーチすることがわかる。

研究を行い継続していくためには、1）〜4）が基盤になっており、5）〜10）の進行には順序性はなく、個人の学びや取り組みによって、行きつ戻りつしながら進むもの

である。学ぶときにしっかり基礎を学び、そこから考えることが必要となり、その習慣は才能を超える力になるかもしれない。

---

column 興味・関心をもつことの大切さ

　看護学生の頃から看護研究や研究発表の場である学会（学術集会）に興味・関心があり、実際に自分の目で見てみたい、そんな思いから学会に参加することを決めました。当時の私にとって学会は未知の世界であり、実際に学会ではどんなことが行われているだろう、といった好奇心で満ち溢れていました。その反面、学会には大勢の看護職者や大学の先生らが参加しており、その場の雰囲気だけで、私自身が緊張感でいっぱいになったことを憶えています。

　学会会場に入ると、数多くの発表演題があり、口演・示説発表を拝聴し、休憩時間のフロアーでは、熱意をもって看護に取り組んでいる参加者の姿がとても印象的でした。そして、学生ながら、私も将来はこの場に立ちたいという思いを抱けたことが、今の自分の原点になっていると感じています。

　学会は、多くの学びを得られる機会であり、私はいつも目的をもって参加するようにしていました。たとえば、今回は発表の方法について学ぶ、次回はポスターの作成方法（1枚のスライドの文字の分量と配置やその色彩など）について学ぶなどです。目的をもって参加した学会では、必ず何か一つは持ち帰るようにしました。そして、そこで得た学びはノートにメモをしておき、いつでもみられるようにしています。また、学会では臨床現場における実際の看護を研究的な視点で聴講することができるので、活字からの知識では学べないものを得ることができます。発表後には質疑応答の時間があり、看護学生の私が質問してもよいのだろうかと躊躇しましたが、勇気をもって質問することで、知見を広げられることを知りました。

　就職して4年が経ち、本年度も学会で発表する機会があり、相変わらず学生の頃から書きためていたノートを片手に参加してきました。そこで、発表することで、他の発表者をはじめ他の人とディスカションができて、次の研究課題のヒントを得ることができたり、また、研究の成果を実践の場に還元していくことの重要性について学ぶことができています。

　時間があれば、事例検討会にも参加しています。看護場面の事例を振り返ることで、自分の行ったケアを言語化することの難しさや看護の面白さを実感しています。そこで得た学びや気づきは、今後の看護実践に生かすように心がけています。

　今振り返ってみると、興味や関心をもち、学生の頃に思い切って学会に参加したことが、研究の動機づけとなり今につながっていると感じています。

舟崎起代子（富山市立富山市民病院看護部）

第 III 章

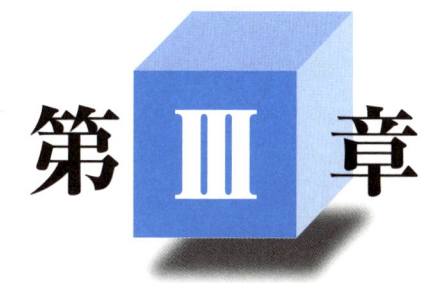

文献検索とクリティーク

11 文献検索

　文献は、看護研究を行ううえで必要不可欠なものである。研究テーマを絞り込んでいくときには必ず疑問や問題点が生じる。その疑問や問題に対して文献がヒントを与えてくれる。文献を探し（文献検索）、その文献をしっかり読むこと（文献検討）によって、深い知見を得ることができる。研究のプロセスにおいて文献検索・文献検討はすべての段階で必要となる（図Ⅲ-1）。

　文献検索を行うときは最低限、次の2つの視点をもつようにする。
① 自分の知りたい、行いたいことがどのように研究されているか（研究デザインの方法、分析方法などを参考にする）。
② 何がどこまで明らかになっているか（研究の最前線でどういうことがいわれているのかを知る）。

1. 文献の種類

　図書分類によれば、文献は一次資料と二次資料に分けられる。
① 一次資料（一次文献）：図書・雑誌・雑誌論文など個々の文献をさす。研究に必

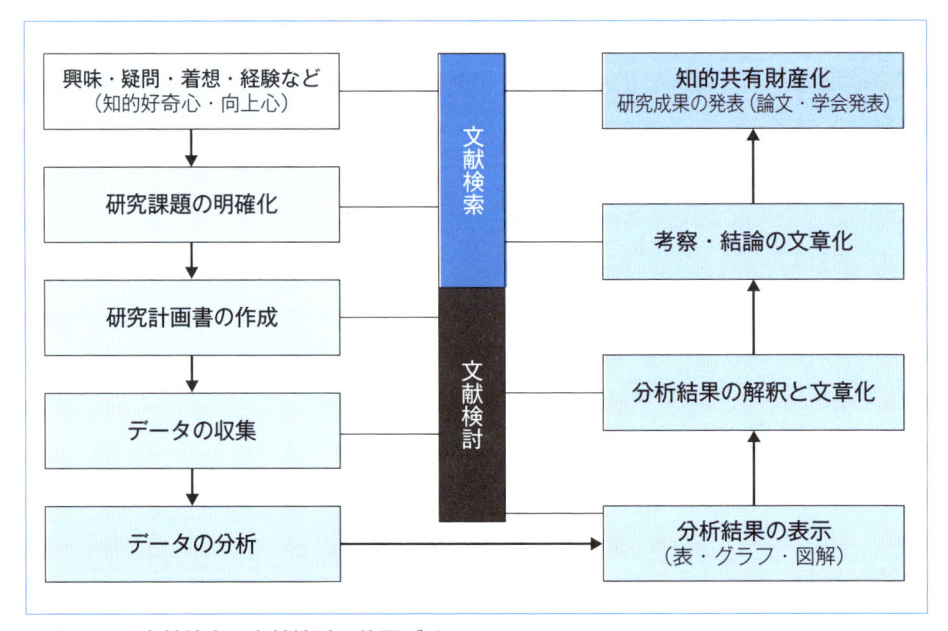

図Ⅲ-1 ● 文献検索・文献検討の位置づけ

要な文献（資料）で研究成果が論文としてまとめられている。
② 二次資料（二次文献）：一次資料を対象とし、それを編集、加工した資料である。たとえば、ある雑誌の文献を目録にした冊子などのことをいう。一次資料の存在や所在、書誌事項などを様々な角度から検索できるように編集している。

1）一次資料

一次資料には、論文、単行本、新聞、統計資料（総務庁、厚生労働省などが示す統計データ）などがある（**表Ⅲ-1**）。看護研究で利用する文献は、雑誌論文が多い。抄録集も文献の位置づけにはなるが、ページ数が少なく、調べたい内容がすべて掲載されているわけではないので、論文を参考にするのがよい。

論文には、原著論文、総説、研究報告などがある。なかでも原著論文は、最もよく利用される。論文は一般的に、序論、研究の対象と方法、結果、考察、結論で構成されている。

2）参考図書と二次資料

参考図書は、「対象とする分野の関係資料を記事として多数の項目にまとめ、それらを音順や体系順で配列することによって、特定の項目を容易に調べられるようにした図書」のことをいう。

二次資料は、論文の書誌事項を探すための文献検索ツールである。書誌事項を明確にすることで、次に一次資料である論文を入手することができる。二次資料には、索引誌、抄録誌、目次速報誌がある。

① 索引誌：論文の著者名や論題、主題のキーワードから書誌事項を探せる
② 抄録誌：書誌事項のほかに論文の抄録も収録されている
③ 目次速報誌：雑誌の最新の目次情報を集めたものである。最新の情報を得ることができる

参考図書と二次資料は、通読するための図書ではなく、調査のために用いる資料である。

表Ⅲ-1 ● 一次資料の種類と特徴

原著論文	研究方法など論文の構成する「部品」がそろっている。つまり、「目的」「方法」「結果」「考察」「結論」「文献」「要旨」がすべて書かれている
総説	あるテーマについて、詳細に書かれている。歴史的に述べているものも多い。また、そのテーマに関する問題点や今後の展望などが述べられている
研究報告	価値ある研究で、原著論文ほどまとまってはいないが、早く発表するに値する新しい知見が含まれているものである
図書	単行書（本）といわれている。また、書籍、成書ともいう。ある一つのテーマについて書かれていることが多く、基礎的な知識を得るために有用である
新聞	新聞の統計資料や社説、三面記事なども論文の資料となる
統計資料	人口動態、経済動向などの統計資料は、研究するうえで重要な資料となる

2. 文献検索の実際

　文献検索の方法には、図書館の利用とインターネットを利用した文献検索がある。インターネットが普及していない頃は、自分で図書館に行き書庫の本や資料を自分で探し、必要部分はコピーしてそろえていた。インターネット検索とは違い、ずいぶんと手間がかかった。今では、文献検索はインターネットの普及で各種の検索機能を用いてより簡単にできるようになった。

1）ハンドソーティング（図書館の利用）

　図書館の利用は、自分で本を手にとり、探す基本的な文献検索で簡便な方法である。一冊一冊の本を手にとり、有用な文献を見つけたらメモにとったりコピーしてファイルに整理していく。この方法は時間がかかるが、自分の目で直接確認できるというメリットがある。大学などの図書館には新刊コーナーがあり、最新のジャーナルが閲覧できるようになっている。

　この方法では、図書館などで所蔵している資料の目録（二次資料）を効果的に使用することが大切である。現在多くの図書館では、OPAC（online public access catalogue）という、コンピュータで検索できるシステムが採用されている。この所在目録は、複数の図書館・機関が共同で構成し、各図書館・機関の所蔵目録を合わせたものである。

　図書館で自分の探しているものがあれば、必要事項を文献申込書（図書館により様式は異なる）に記載後、コピーする（著作権侵害に注意する）。図書館にない場合は、文献依頼用紙に必要事項を記入して、図書館に依頼する。

2）インターネットによる文献検索

　日本の大学など学術機関の共同目録は、現在インターネットで提供されている。また、医学・看護分野の代表的ツールには以下のものがある。

❶ 最新看護索引　日本看護協会（1987年～現在）

　日本看護協会看護教育研究センター図書館が作成した看護系和雑誌の文献データベースで、収録対象約400誌10000件が収録されている。

❷ 医学中央雑誌　医学中央雑誌刊行会（1903年～現在）

　「医中誌Web」は、特定非営利活動法人医学中央雑誌刊行会が作成する、国内医学論文情報のインターネット検索サービスである。国内発行の、医学・歯学・薬学・看護学および関連分野の定期刊行物、約5000誌から収録した約750万件の論文情報を検索することができる。

❸ MEDLINE National Library of Medicine

　米国国立医学図書館（National Library of Medicine：NLM）が提供する文献データベースで、1969年からオンラインサービスが始まっている。また、MEDLINEの上位データベースともいえるPubMed（パブメド）は世界的な医学関連の論文データ

ベースであり、大変有用である。収録対象誌は約 4500 誌で、データ件数（1966 年〜現在）は 1100 万件以上ある。英語の論文検索には大変有用なツールである。

❹ CINAHL（Cumulative Index to Nursing and Allied Health Literature）（シナール）

1961 年から収録されている看護分野の海外文献データベースで、収録対象誌は 1200 誌を超えている。データ件数（1982 年〜現在）は約 70 万件あり、英語の文献を探すための重要なツールである。

現在では多くの二次資料が電子的に提供されている。CD-ROM、インターネットによる提供などその形態は様々である。特徴は、多くの場合冊子体よりもデータ更新が早いので、ロスタイムが少なく効率のよい文献検索ができる。

（1）検索用語

検索にはキーワードを入力する。主題から検索する場合は、研究上重要な言葉を選ぶ。たとえば、糖尿病教育について調べるときは、「糖尿病」と「教育」が重要なキーワードとなる。

（2）シソーラス用語（統制語）

キーワードを探すには、シソーラス（thesaurus）を見ていく方法がある。シソーラスは、図書館に冊子として常備されていたり、データベース化されたものがあるので、検索しやすい。

たとえば、「癌」をキーワードにして検索しようとすると、この「癌」の表記には「がん」「腫瘍」「悪性新生物」などいくつかある。調べてみたいことが同じで、その内容も同様なら、統一したキーワードを決めたほうがよいことになる。その統一されたキーワードをまとめた辞書がシソーラスであり、それぞれの用語をシソーラス用語とよんでいる。たとえば、医学中央雑誌には「医学用語シソーラス」があり、データベース化されている。

（3）検索の方法

電子的に提供されている二次資料では難しい複雑な検索が容易である。検索方法には、大きく分けて 2 種類ある。

　① AND 検索：A であり、かつ B であるものを探すときに用いる。
　　例：「看護管理」であり、かつ「医療安全」である文献を探す場合。
　② OR 検索：A であるか、または B であるものを探すときに用いる。
　　例：「看護学生」または「実習指導」の 2 つが検索語の場合。
　　例：「糖尿病」であり「肥満」ではない文献を探す場合。

（4）ホームページの利用

❶ 出版社のホームページ

出版社のホームページは書籍や雑誌の情報が満載である。目次や要約などを閲覧できるようになっているものもある。

図 Ⅲ-2 は、メヂカルフレンド社のホームページである。新刊の案内や雑誌のバックナンバーの紹介があり、目次を見ることができるので、研究計画を立てるときの参考になる。

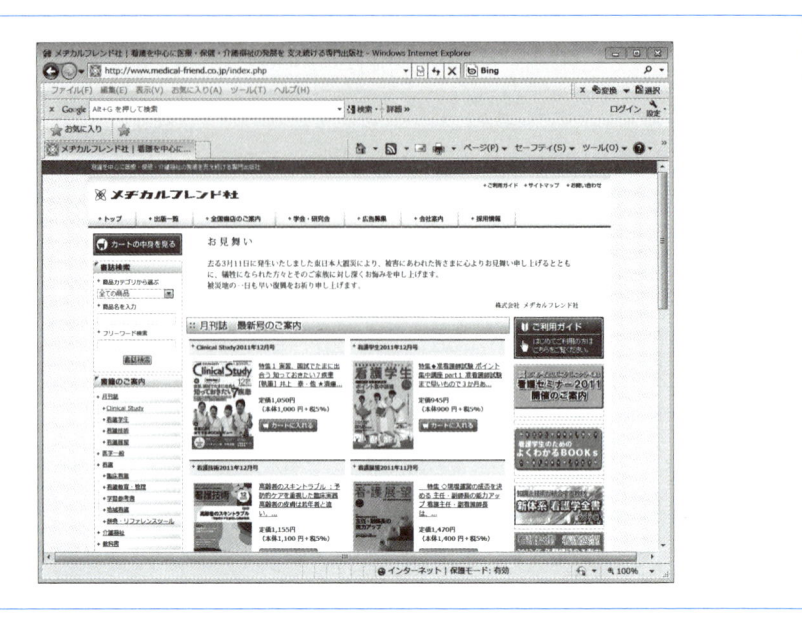

図 Ⅲ-2 　出版社のホームページ

❷ 日本看護協会のホームページ

　日本看護協会のホームページは、看護師に有用な情報、認定看護師や専門看護師の紹介が載っている。出版物の紹介のほか、厚生労働省や文部科学省へのリンクバナーがあるので、資料を探すにはとても有用である。

❸ 新聞社のホームページ

　新聞社のホームページは、新聞記事を過去にさかのぼって見ることが可能である。新聞社により掲載年は様々であるが、歴史的な研究をするうえで大変有用である。また、医療記事には有用な情報があるので、新聞を文献に載せることもできる。

❹ 各省庁のホームページ

　厚生労働省のホームページは、様々な統計資料を閲覧できる。一部の記事、資料はダウンロードできるようになっている。論文などの活用には必須である。

❺ 大学図書館のホームページ

　図書館のホームページは、様々な文献検索が可能である。多くの大学では、一般開放も行われている。たとえば、筆者の所属する福井大学の図書館のホームページは図 Ⅲ-3 のような構成になっており、このホームページから医学中央雑誌や PubMed の検索ができる。

(5) 文献データベースを利用した検索

❶ 医中誌 WEB での検索

　日本で最もスタンダードで最大規模のものが医学中央雑誌である。検索機能も毎年バージョンアップされ、簡単な操作で文献を表示できる。また、ダウンロードも、csv*形式や EndNote** にも利用できるようになっている。

　　*csv 形式:表計算ソフトなどで開くことを前提に、データを「カンマ」や「,」で区切っ

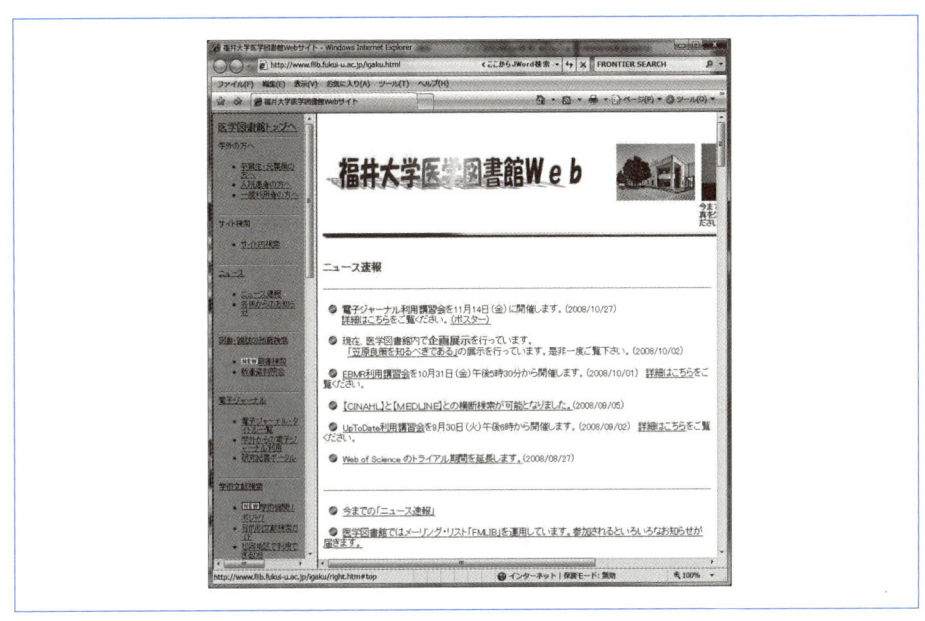

図 Ⅲ-3 ● 福井大学医学図書館のホームページ

a 初期画面（ログインの画面）

b 「看護学生」というキーワードを入れて検索した画面

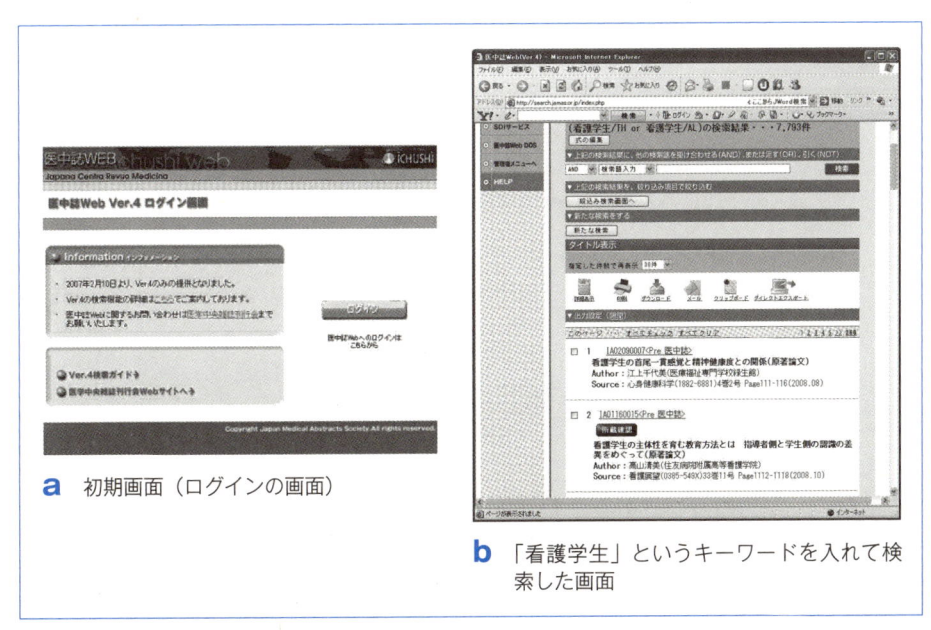

図 Ⅲ-4 ● 医中誌 WEB のホームページ

て並べたテキスト形式のファイル。
**EndNote：文献管理ソフト。

初期画面を、図 Ⅲ-4a に示す。「看護学生」というキーワードを入れて検索すると、図 Ⅲ-4b のようになる。検索件数が 7793 件表示されたので、ここからさらに、キーワードを入れて、絞り込む。

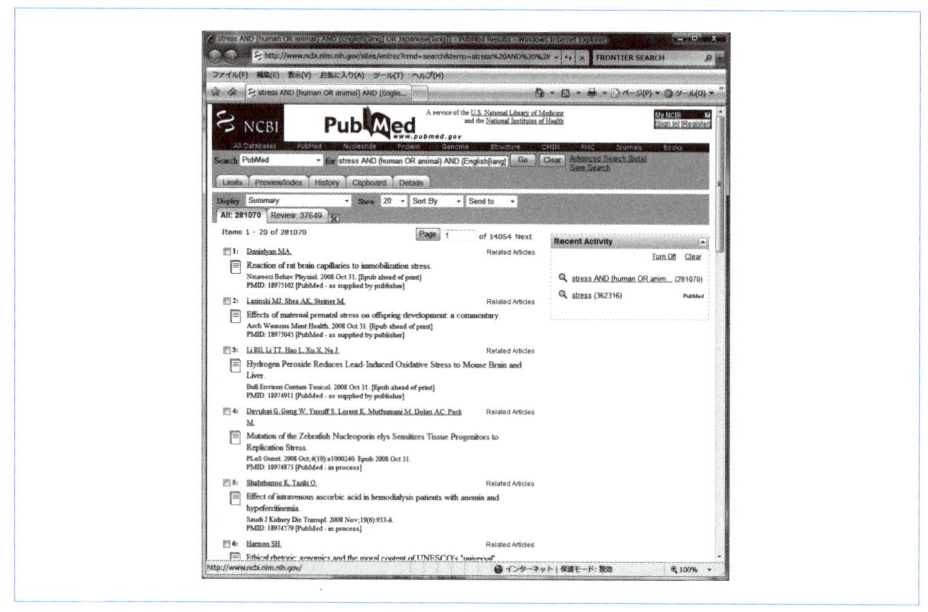

図Ⅲ-5 ● PubMedの検索結果画面（画面では、「stress」と検索）

❷ MEDLINEでの検索

　MEDLINEは、海外（英語）の文献を検索するのに有用なツールである。インターネットを利用した文献検索ができる。

❸ PubMedでの検索

　PubMedは、海外の医学系の文献を検索できる。世界約70か国、約5000誌に掲載された医学文献を検索できるデータベースである。日本の雑誌は約150誌が収録されている。医学用語や著者、雑誌名などのキーワードから文献を探すことができる（図Ⅲ-5）。

3. 入手した文献の整理方法

　文献を入手したら、まず"よく読む"ことである。そして、文献整理のファイルをつくる。文献を上手に整理することで、読む力がつき、論文を書くときにも大変有用である。また、EndNote、カード型データベースなどの文献検索を自動処理してくれるソフトも登場している。

　表Ⅲ-2は、筆者が文献整理に利用しているフォーマットである。ワードでもエクセルでも、罫線を入れることで簡単に作成することができる。「文献番号」「タイトル」「著者」「雑誌名」「サマリー」「備考」の項目から構成される。

　サマリーは自分で読んで書くのが基本であるが、最近の論文は、インターネットなどで要約が記載してあることが多く、論文を執筆するときや抄録作成時にそのまま利用することが可能となっている。

　備考欄には、気がついたことやメモなどを記載する。

表 Ⅲ-2 ● 文献整理表の記入例

文献番号	タイトル 著者 雑誌名 ページ	サマリー（要約）	備考（メモ）
1.	看護師における患者とのコミュニケーションスキル測定尺度の開発，上野栄一，日本看護科学会誌，25巻2号，47-55，2005.	【目的】 【方法】 【結果】 【結論】	本文献を引用文献とする
2.	以下同様に記載する		

参考文献

1) 福井大学医学図書館ホームページ．http://www.kinokuniya.co.jp/03f/denhan/ovid/manual.htm〔2008.11.6〕
2) 上野栄一：看護師における患者とのコミュニケーションスキル測定尺度の開発．看護科学会誌，25(2)：47-55，2005.
3) 医学中央雑誌刊行会：医学中央雑誌とは．http://www.jamas.or.jp/service/ichu/about.html〔2011.06.02〕
4) 上野栄一：看護研究コンパクトガイド．医学書院，2003.

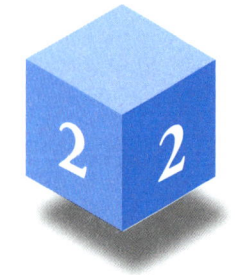

論文のクリティーク

　看護研究を進めるうえで文献が重要なことは、前述したとおりである。クリティーク（批判）では、論文を"よく読む"ことが必要となる。読む力＝クリティーク力をつけることによって、さらによい研究が生まれる。

　ただし、批判的に論文を読むのではなく、建設的な見方で論文をクリティークする。ただ単に、「よい」とか「悪い」といったクリティークではない。なぜよいのか、悪いのかについて根拠を言えなければ本当のクリティークではない。また、納得のできない部分があった場合は、「ここが悪い」といった評価をするのではなく、自分ならばこのような書き方をするなどといった建設的な意見を述べることが必要である。

1. 論文のクリティークの目的

　論文を建設的に批判することにより、クリティーク力を養う。また、自分が論文を書くときにも役立てることができる。クリティークの目的は次のとおりである。
① 論理的な思考力を養う
② 科学的な思考力を身につける
③ 様々な研究手法について理解する
④ 論文の質を見極める力をつける
⑤ 看護研究の実践能力を身につける
⑥ クリティークする態度を養う

2. クリティークに必要な知識

　クリティークには、次にあげる知識・態度を前提条件としてもっていることが必要である。
① 統計学的知識および量的研究に関する知識：基本的統計量（平均値、中央値、標準偏差、標準誤差、合計値など）、パラメトリック検定、ノンパラメトリック検定、多変量解析など。
② 質的研究に関する知識：事例研究、現象学的方法論、グラウンデッドセオリー、エスノグラフィー、内容分析など。
③ 論理的思考力
④ クリティークに必要な、建設的な見方をする態度

これらは、現時点ですべて備えていなくとも、クリティークすることで、科学的思考力や論文の書き方について徐々に学ぶことができる。また、研究テーマを探すうえでも重要な作業である。

3. クリティークの方法

一般的には、論文のクリティークはグループワークで行うが、一人でもできる。グループでは他者の意見を聞くことにより、よりよい論文の見方や書き方について学ぶことができる。

グループで行うクリティークは以下の手順で行う。

1）研究テーマと論文の検索

自分の研究テーマに合った論文を検索する。検索では日本の文献は医学中央雑誌、海外の文献はMEDLINEやPubMedを用いる。

2）クリティークする論文の選定

クリティーク用の論文は原著論文が対象である。論文は自分で探すことが基本であるが、探すことができない場合は研究指導者に聞くことも必要である。ただし、はじめから聞くのではなく、自分で調べてから相談する。

3）論文の配布

クリティークを行う論文はあらかじめグループのメンバーに配布する。メンバーが精読する時間を考慮し、余裕をもって配布するのがよい。

4）論文の精読

論文を一字一句、詳細に読む。読み方は特に決まったものはない。ページ順に読む方法が一般的であるが、筆者は最初に引用文献から見るようにしている。引用文献からどのような研究をしているかが推察できる。

5）クリティークのガイドライン

クリティークのガイドラインに沿ってチェックする。ここでは、筆者が用いているガイドラインを表Ⅲ-3〜13に示す。評価は、○、△、×の3通りである。いずれも根拠を述べてから評価し、改善点があれば記入する。

（1）研究課題（タイトル）のクリティーク（表Ⅲ-3）

研究課題（タイトル）は研究の顔である。論文全体を読んで研究課題が研究内容を反映しているかどうかを判定する。論文のタイトルは、あまり長過ぎないようにし、長い場合は副題をつける。また、「○○の考察」などといったタイトルはよくない。考察は、研究するうえで必ず行うものである。

(2) 序論・文献検討のクリティーク（表Ⅲ-4）

　　序論は、研究の意図が十分に述べられていることがポイントである。問題となる背景、動機、研究目的が明記されている必要がある。また、引用文献が正しく使用されているかについてもみる。すべての引用文献を取り寄せることは時間的にも困難であるが、研究のコアになる論文は、取り寄せたほうがよい。たとえばバーンアウトの研究論文をクリティークするときは、引用しているバーンアウトの原著を用意することで、クリティークの質が上がる。

(3) 研究方法のクリティーク（表Ⅲ-5）

　　研究方法では、研究目的に合った方法が適切に書かれているかをみる。論文に研究デザインが記載されているかどうかをみる。また、統計処理などの知識をもっていると、詳細なクリティークが可能となる。

　　たとえば、対象数が少ないのにパラメトリック検定を行っている場合は、「ノンパラメトリック検定で処理することが正しい」とコメントできる。また、統計学的な有意水準を5%としているのに、p 値が0.05以上の値を示しているのにもかかわらず有意差があったとしているなどの矛盾がないかをみる。このように、クリティークには統計的な知識も必要である。

　　質的研究では、特に信頼性を高めるための面接技術やスーパーバイズを受けたことなどの記載の有無をみる。質的研究にも様々な研究デザインがあるので、デザインによってはクリティークの視点が異なる。

(4) 用語の操作的定義のクリティーク（表Ⅲ-6）

　　用語の操作的定義は、ただ単に辞書の用語を並べるだけではなく、研究をするにあ

表Ⅲ-3 ● クリティークのガイドライン―研究課題

項目	クリティーク内容	評価	根拠	改善点
研究課題	研究内容が反映されているか	〇△×		
	キーワードが含まれているか	〇△×		
	タイトルは適切な長さか	〇△×		
	看護の研究になっているか	〇△×		

表Ⅲ-4 ● クリティークのガイドライン―序論・文献検討

項目	クリティーク内容	評価	根拠	改善点
序論	問題、背景、動機、研究目的が書かれているか	〇△×		
文献検討	十分な文献検討がされているか	〇△×		
	文献検索の範囲は適切か	〇△×		
	引用されている文献が正しく記載されているか	〇△×		
	文献検討によって研究の位置づけを明確にしているか	〇△×		

たって研究者、あるいは共同研究者同士で決めた定義である。研究者が独自に考え定義づけているのが一般的である。

(5) 倫理的配慮のクリティーク（表Ⅲ-7）

倫理的配慮は、研究には必須である。学会の論文規定では、倫理的配慮が記載されていないと、不採用となることがある。基本は、人権尊重と個人情報の守秘である。

倫理的配慮のポイントとしては、倫理審査委員会の承認を受けていることが重要である。倫理審査委員会のない施設に関しては、施設長の許可を得ているか、あるいは

表Ⅲ-5 ● クリティークのガイドライン―研究方法

項目	クリティーク内容	評価	根拠	改善点
研究方法	研究デザインの記載があるか	○△×		
	研究目的に合った研究デザインか	○△×		
	対象数は適切か	○△×		
	対象の選定にあたっての条件が記載されているか	○△×		
	データを収集した場所が記載されているか	○△×		
	配付数が記載されているか（アンケート調査の場合）	○△×		
	回収数が記載されているか（アンケート調査の場合）	○△×		
	面接のガイドラインがあるか（質的研究）	○△×		
	スーパーバイザーがいるか（特に質的研究）	○△×		
	統計処理方法が明記されているか	○△×		

表Ⅲ-6 ● クリティークのガイドライン―用語の操作的定義

項目	クリティーク内容	評価	根拠	改善点
用語の操作的定義	キーワードとなる用語の定義が記載されているか	○△×		
	研究者自身の共通の用語として書かれているか	○△×		

表Ⅲ-7 ● クリティークのガイドライン―倫理的配慮

項目	クリティーク内容	評価	根拠	改善点
倫理的配慮	倫理審査委員会が承認しているか	○△×		
	匿名で実施しているか	○△×		
	調査が自由であることを明記しているか	○△×		
	強制力が働いていないか	○△×		
	質問項目が多くないか	○△×		

看護部長の許可を得ているかの情報の記載を確認する（第Ⅱ章第3節参照）。

対象者への適切な質問項目数では、○をつけるタイプの質問が100を超える調査票は、倫理的にも問題がある。なぜならば、信頼性に欠けることになるし、対象者の負担が大きくなる。

(6) 結果のクリティーク（表Ⅲ-8）

結果は、研究目的に沿ったものでなければならない。研究目的に沿った研究結果になっていなければ、研究とはいえない。

図のタイトルは、図の下に、表の場合は上に記載してあるのが一般的である。

(7) 考察のクリティーク（表Ⅲ-9）

考察は、論文のなかで最も研究者の考えが反映される。英語論文の考察は"discussion"と表記され、自分の研究結果を他の研究者（論文）と討論するという意味が込められている。さらにわかりやすくいうと、考察は自分の結果の正当性を文献を用いて証明する部分である。

また、論理的に述べられているかどうかがポイントとなる。

好ましくない表現に「○○と思う」「○○と思われる」がある。「思う」という表現は、どうでもよいというニュアンスがあり、論理的な表現ではない。また、エビデンスが低い表現である。では、どのような表現がよいかというと、「○○と推察する」「○

表Ⅲ-8 ● クリティークのガイドライン―結果

項目	クリティーク内容	評価	根拠	改善点
結果	結果は研究目的に沿ったものになっているか	○△×		
	アンケートの回収率が記載されているか	○△×		
	アンケートの有効回答率が記載されているか	○△×		
	統計処理内容が正確に記載されているか	○△×		
	図表は、得られたデータをもとにして正確に述べられているか	○△×		
	図表のタイトルのつけ方は正しいか	○△×		
	図表と文章は一致しているか	○△×		
	図表はわかりやすいか	○△×		

表Ⅲ-9 ● クリティークのガイドライン―考察

項目	クリティーク内容	評価	根拠	改善点
考察	結果に基づいた考察になっているか	○△×		
	文献を効果的に用いているか	○△×		
	正しい推論で述べているか	○△×		
	十分な文献があるか	○△×		

(8) 結論のクリティーク（表Ⅲ-10）

結論は結果をもとにしてまとめる部分であり、研究結果に即して書かれているかがポイントである。また、結論に考察が含まれていないかどうかのチェックも必要である。データがそのまま書かれているものは、よくないと評価する。たとえば、「ストレス得点が 12 点であった」などはよくない記述方法である。

(9) 文献のクリティーク（表Ⅲ-11）

投稿規程に沿った文献の書き方であるか、文献を十分活用しているかなどがポイントである。

(10) 要約のクリティーク（表Ⅲ-12）

要約は「目的」「結果」「結論」が明確に書かれていることがポイントとなる。

原著論文では、英語（外国語）で書かれた要約（サマリー）も多く、英語（外国語）の知識も必要となる。英語（外国語）の文章を読むことで、英語（外国語）の論文を書くコツもつかむことができる。

(11) 文章構成のクリティーク（表Ⅲ-13）

文章構成は、論文全体をみて論理的な文章になっているか細かくチェックする。誤

ワンポイントメモ

量的研究と質的研究のクリティークの視点

研究には量的・質的研究があることから、量的研究に対するクリティークと質的研究に対するクリティークの2つがある。

1．量的研究のクリティーク

量的研究では統計処理が行われている。したがって、研究対象の変数設定や経験的な仮説が明確にされており、それらの変数の関係性を統計的に妥当な方法によって構造化および確率的推測を行うことが必要になる。

クリティークの視点は次の4項目である。
1) 研究問題の提示と仮説、変数の確認および検証すべき事柄について、適切な研究デザインを用いているか
2) 調査対象や実験対象の特性および統計学的な処理を前提としたサンプル集団の特性を把握しているか、またどのような種類のデータが期待できるのか
3) データをどのような方法で収集しているのか
4) どのような統計分析を行い、仮説の検証について記述しているか

2．質的研究のクリティーク

質的研究では、対象とのかかわりから新しい考え方や知見を発見する方法であることから、研究過程の正確な描写と、その過程で収集したデータの信頼性・妥当性が重要となる。クリティークの視点は次の4項目である。
1) 研究を進めるにあたっての対象となる現象の特質・設定
2) どのようなデータをどのような方法で得ているか
3) 研究の対象である現象へのかかわり方はどうか
4) 得られたデータの信頼性と解釈の方法

具体的には、①用いた分析方法の適切性、②研究の目的および説明に用いたスキーマの説明の正確さとその根拠、③分析過程がわかりやすい記述か、④分析が焦点化しすぎていないか、⑤データ収集方法の妥当性とデータの信憑性、⑥どのような方法で結果を導いているか、⑦研究者自身がとらえた事実の表現方法はどうか、⑧研究の結果が新しい発見に結びつくような記載内容であるか、が重要である。

表Ⅲ-10 ● クリティークのガイドライン—結論

項目	クリティーク内容	評価	根拠	改善点
結論	研究目的と一致しているか	○△×		
	結論に考察が含まれていないか	○△×		
	結論にデータが記載されていないか	○△×		
	研究によって明らかにされたものが要約されているか	○△×		

表Ⅲ-11 ● クリティークのガイドライン—文献リスト

項目	クリティーク内容	評価	根拠	改善点
文献リスト	文献が十分に使われているか	○△×		
	文献リストは引用された文献番号と合致しているか	○△×		
	文献番号と文献内容が合致しているか	○△×		
	文献の書式は統一されているか	○△×		

表Ⅲ-12 ● クリティークのガイドライン—要約

項目	クリティーク内容	評価	根拠	改善点
要約（和文）	目的、結果、結論が書かれているか	○△×		
要約（英文あるいは他の言語）	正しい単語が使われているか	○△×		
	文法的に正しいか	○△×		

表Ⅲ-13 ● クリティークのガイドライン—文章構成

項目	クリティーク内容	評価	根拠	改善点
文章構成	「てにをは」の使い方は正しいか	○△×		
	主語、述語が明記されているか	○△×		
	論理的な文章になっているか	○△×		
	誤字・脱字がないか	○△×		
	差別用語は使われていないか	○△×		

字・脱字の有無も重要なポイントである。論理性がなく、誤字・脱字が多いと、よく推敲されていないと評価される。

　また差別用語「痴呆」「精神分裂病」「裏日本」などの用語を用いると、倫理的にも問題となる。

4. 効果的なクリティークの方法

1）グループワーク

クリティークは一人でもできるが、グループワークすることでより効果的なクリティークができる。

① 4〜6人のグループをつくる
② 順番にクリティークする
③ クリティークを担当する人は、事前に論文をメンバーに配布する
④ クリティーク当日は、クリティーク内容のレジメを配布する
⑤ クリティーク担当者が、まず内容について発表する
⑥ 次にメンバー一人ひとりがクリティーク者の意見に対して、意見を述べる
⑦ クリティーク者はグループメンバーの意見を聞いて、自分のクリティークについて評価する
⑧ 最後に指導教員からアドバイスを受ける

なお、指導教員がいない場合でも、クリティークはできるが、できれば指導者がいることが望ましい。

2）クリティークの頻度

クリティークは、どのくらいの頻度行えばよいかについては、決まったものはない。

3）外国語（英語）論文のクリティーク

外国語（英語）の論文のクリティークも重要である。十分な時間と準備が必要なため、前もってメンバーに配布しておく。

論文を書くときは、クリティークで得た知識を総動員して記載する。自分の書いた論文が日本のどこかで、世界のどこかでクリティークされることになる。また、よい論文は引用される。研究成果は論文にして発表することが大切である。

参考文献
1) 上野栄一：臨床看護研究の進め方[3]—論文のクリティーク．看護技術，55(3)：92-96, 2009．

第 IV 章

看護研究のデザイン

1.1 研究デザインとは

1. 研究デザイン

　研究デザインは研究の大まかな概要（内容）を示すものであり、「研究プロジェクトを行うにあたって、研究者によって事前に決められた厳守されるべき研究の手順および方法」[1]と定義されている。

　研究デザインは、大きく量的研究と質的研究のデザインに分けられる。量的研究では仮説検証型研究、関連探索型研究、実験研究などの研究デザインがあり、質的研究においてはグラウンデッドセオリー、ライフヒストリー、現象学的アプローチなどの研究デザインがある。医学中央雑誌では、研究デザインをメタアナリシス、ランダム化比較試験、準ランダム化比較試験、比較研究に分けている。量的研究と質的研究では、表Ⅳ-1のように研究の視点、プロセス、扱うデータ、標本抽出の方法などが異なっている。

　量的研究と質的研究は独立したものではなく、相互に関係している。重要なことは、量的研究には最初に概念（仮説）が存在していて、質的研究には最初は概念が存在していないということである。「ストレス」と「うつ」という概念があれば、「ストレスが高じるとうつ状態になる」といった仮説の成立が可能となる。つまり量的研究となる。「ストレス」という概念がない場合は、ある現象を質的、帰納的に研究して概念をつくり出すことになる。つまり質的研究をすることになる。したがって、質的研究が最初にあり、量的研究は次の段階ということになる。

　いくつかの研究デザインのなかから自分の研究で何を明らかにするのかを明確にしたうえで、研究デザインを選択する。自分の研究をデザインすることになるので、研究計画書を書く段階で量的・質的な方法のどちらで行うのかを、しっかりと決めておく。ただし、量的・質的にはっきり分けられない研究やその両方を行う研究において

表Ⅳ-1 ● 量的研究と質的研究の特徴

	量的研究	質的研究
視点	客観的	主観的
プロセス	仮説検証型	仮説生成型
データ	数値データ	言語や現象（概念）
標本抽出	無作為抽出	合目的的抽出
理論	統計学的理論	哲学・社会学理論
ツール	客観的測定用具	研究者自身

は、明らかにしたいことに応じて、両方を効果的に組み合わせて行う場合がある。

たとえば、アンケート調査を実施し、そのアンケートの回答項目に数量的に扱える項目と自由記載あるいはインタビューを設けたときには、一般的には数量化できるデータの分析は量的研究、記載された文章やインタビューで聞き取った内容は数量化できにくいため質的研究を選択する。しかし、この異なるデータを一つの研究で分析する場合に、質的研究、量的研究を合わせたミックスメソッド法あるいはトライアンギュレーションとして研究を行うことも可能である。

2. 研究のタイプとプロセス

1) 研究のタイプ

研究は量的研究と質的研究に大別される。この2つの研究の種類(研究のタイプ)には、それぞれに研究の問いの種類に応じた研究デザインがある。そして、研究のタイプ(図Ⅳ-1)は、研究の問いのレベルで表すことができる[2]。

この研究の問いの種類に準じた研究の問いのレベルにはタイプ1から4があり、「これは何であるか?(タイプ1)」に始まり、「何が起こっているか?(タイプ2)」「こうであればどうであるか?(タイプ3)」「こうすればどうなるか?(タイプ4)」の4つのレベルに分けられる。そして、看護研究の研究デザイン(因子探索型研究、関係探索型研究、関連検証型研究、因果仮説検証型研究)に相当する内容が、研究の答えの種類となる。また、仮説の有無については、因子探索型研究と関係探索型研究では仮説がなく、関連検証型研究・因果仮説検証型研究では仮説を設定する。

このことから研究の位置づけを知ることによって、研究デザインの選定にも役立つのである。ドナ・ディアーの「研究の問いの種類」から説明したが、研究のタイプは

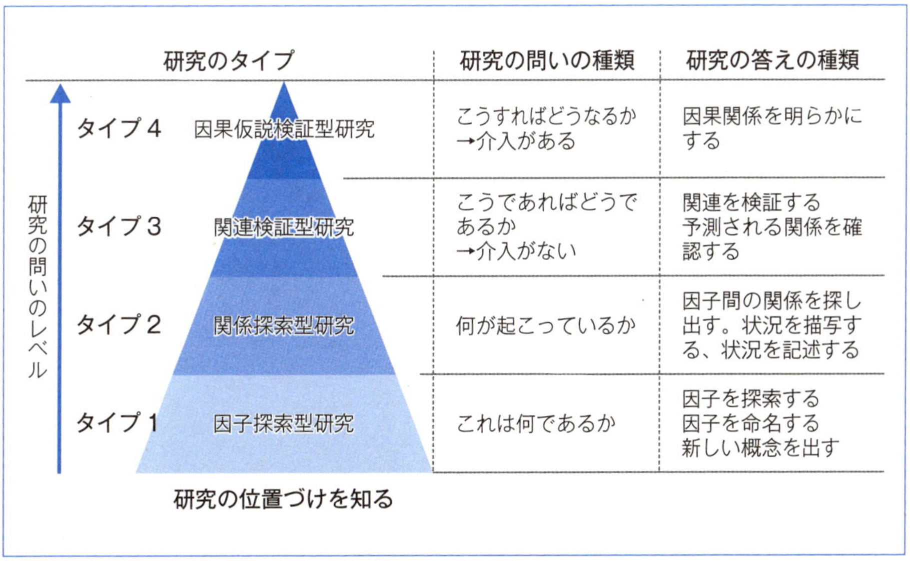

研究のタイプ		研究の問いの種類	研究の答えの種類
タイプ4	因果仮説検証型研究	こうすればどうなるか →介入がある	因果関係を明らかにする
タイプ3	関連検証型研究	こうであればどうであるか →介入がない	関連を検証する 予測される関係を確認する
タイプ2	関係探索型研究	何が起こっているか	因子間の関係を探し出す。状況を描写する、状況を記述する
タイプ1	因子探索型研究	これは何であるか	因子を探索する 因子を命名する 新しい概念を出す

研究の問いのレベル↑
研究の位置づけを知る

図Ⅳ-1 ● ドナ・ディアーの提唱する研究のタイプ

様々に分類されており、明確な基準がないことも事実である。

2）研究のプロセス

図Ⅳ-2 は、看護研究を量的研究と質的研究に分け、それぞれの研究のプロセスをステップとして表したものである。質的研究から説明すると理解しやすいため、質的研究から概説する。これは、あくまでも研究の位置づけであり、質的研究から研究を始めることを表したものではない。

質的研究、量的研究は科学的方法で行われており、経験的、論理的な方法からデータを収集し、それに基づいて結論を導くことである。

質的研究は帰納的推論で行われており、研究対象とのかかわりなどを観察し、データ収集を行い、概念枠組みや仮説を見出していく。そして、帰納的推論で見出した仮説を検証するために複数のデータを収集して統計的に検証し、その確実性や法則性を明らかにする研究が量的研究であり、演繹的推論で行われている。

（1）質的研究のプロセス

研究課題の明確化と文献検討が必要であり、帰納的推論によって、研究者が現象のなかに入りながら観察する。研究者が自らデータを得る方法であることから、研究者自身が研究課題を認識し、そこでの現象を理解するための臨床経験が必要になる。得たデータは、研究者自身が過去の経験や知識と照合し、新しい考え方などを見出すために整理しなければならない。そして、結果について一般化できることなのかどうか

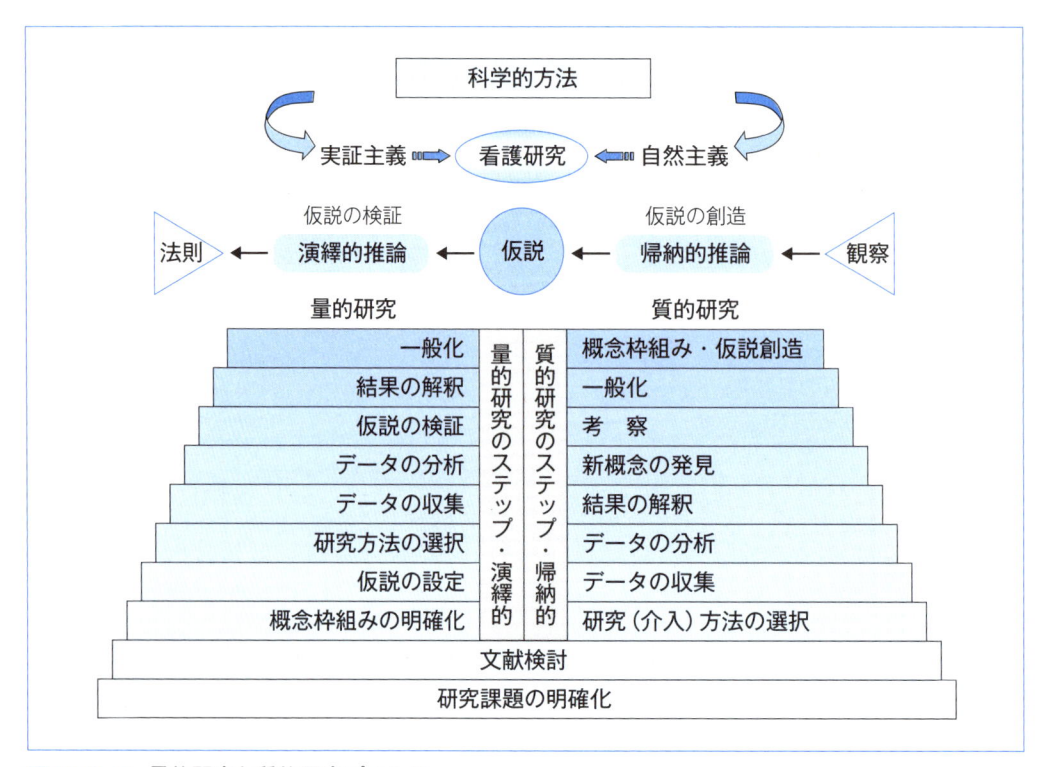

図Ⅳ-2 ● 量的研究と質的研究プロセス

column 演繹法（的）と帰納法（的）からみた研究の考え方

　看護学生の講義で、学問の方法（ものの考え方）について、「演繹法（的）と帰納法（的）の2つの方法があります」と、何気なく話している。しかし、学生によく聞いてみると、この2つの違いがどのようなことなのかをよくわかっていない場合が多い。看護研究において、演繹法（的）と帰納法（的）を用いて、量的研究・質的研究が実際に行われているため、その考え方の違いを知ることが研究を行うために必要となる。また、これは、看護研究に限らず学問の方法であるため、理解しておくべきことである。

＜研究の考え方＞
- 演　繹：一つのことから他のことへ押し広げて述べること、一般的・普遍的原理から特殊な原理や事実を導き出すこと。
  ▶演繹的推論：現象の外から研究対象を客観的にとらえ、すでに一般化された知識をもとに、特殊な観察をとおして説明したり、予測したりする方法で、量的研究に該当する。
- 帰　納：個々の具体的事実を総合して一般的な原理・原則を導き出すこと、特殊から普遍を導き出すこと。
  ▶帰納的推論：研究対象となる現象のなかに研究者自身が入って研究し、新しい見方、考え方を見出して一般化していく推論方法で、質的研究に該当する。

　研究の手法で考えてみると、演繹法は仮説からそれはどうなのかといった視点で検証して仮説が成立するかを確認している。帰納法では様々な事実から仮説を導き出している。このような2つの考え方の違いを知ることで、自分の研究では何ができるのか、何を明らかにしたいのかをもとにして研究の方法を選ぶことができる。

　研究の考え方で説明すると、量的研究（理性による論証）と、質的研究（経験による実証）を繰り返し行うことによって、仮説を確証していくことといえる。量的研究は仮説を検証する研究であり、質的研究は仮説を見つける研究ととらえることができる。

　この学問の基本的な考え方からすると、質的研究を先に着手して、その次に量的研究を実施することが真理を探究していくための一般的な説明になる（図）。これは、看護研究において質的研究を必ず先にしなければならないことを意味しているものではない。物事を明らかにしていくための考え方である。

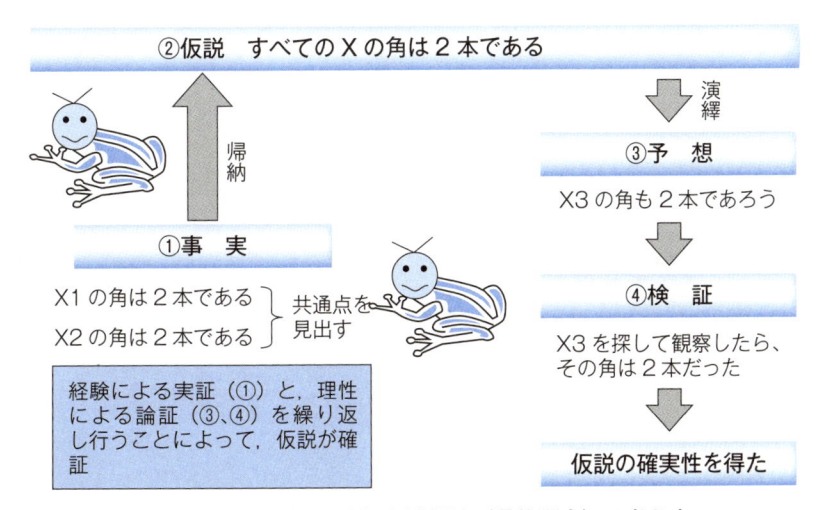

図　帰納法（質的研究）と演繹法（量的研究）の考え方

②仮説　すべてのXの角は2本である

①事実
X1の角は2本である
X2の角は2本である
共通点を見出す

帰納

演繹

③予想
X3の角も2本であろう

④検証
X3を探して観察したら、その角は2本だった

仮説の確実性を得た

経験による実証（①）と、理性による論証（③、④）を繰り返し行うことによって、仮説が確証

―ノ山隆司（近大姫路大学看護学部）

の視点で、最後のステップでは概念枠組み・仮説創造につなげていく。

(2) 量的研究のプロセス

　研究課題の明確化と文献検討を行い、概念枠組みを明らかにして仮説の設定を行う。仮説と研究目的との整合性を図り、研究で得られた結果を十分に認識した考察が必要となる。この研究のプロセスは仮説を科学的に検証していくものであることから、確実な方法（調査など）を選択する。

ワンポイントメモ

実証主義と自然主義

研究は科学的方法によって進められる。"科学的"ということは、観察や実験に基づく自然科学の方法によって対象を記述すること、すなわち実証主義である。一方、自然主義とは、「哲学で、自然を唯一の実在・原理として、精神現象を含む一切の現象を自然科学の方法で説明しようとする立場」（大辞林）である。

研究デザイン・タイプでテーマが決まる

因子探索型研究では「ストレスの要因」「ストレスの実態」など、関係探索型研究では「ストレスに関係する要因」など、関連検証型研究では「ストレスが身体に及ぼす影響」など、因果仮説検証型研究では「ストレスに対する介入法の有効性」など、研究のデザイン・タイプでテーマが決まる。

引用文献

1) ジョン・M.ラスト著, 日本疫学会訳：疫学辞典 第3版. 日本公衆衛生協会, p.191, 2000.
2) ドナ・ディアー著, 小島道代, 他訳：看護研究―ケアの場で行うための方法論. 日本看護協会出版会, p.370-404, 1984.

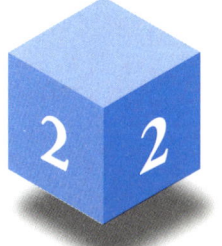

2 量的研究

1. 量的研究の特徴

1）量とは何か

　　　量とは数値で示されるデータである。数値は私たちが生活するうえで、なくてはならない指標である。生まれたときにまず体重と身長が測定され、アプガースコアで評価される。数値は人類最大の発見といえる。『大辞林』（第2版）によれば、量は名詞であるが、動詞では、はかる【計る／測る／量る】とある。さらに、量とは、〔名詞「はか」の動詞化〕で、「(1) 物差し・枡（ます）・秤（はかり）などを用いて、物の長さ・量・重さなどを調べる。測定する。計測する。(2) 心の中で推定する。想像する。おしはかる。(3)（「図る」とも書く）予測する。」と、ある。上記の (1) (2) の定義では、測定するための用具（機器あるいは物差し）が必要となる。たとえば、体温の測定には体温計、温度の測定には温度計というように正確に測定できる測定用具がいる。

　　　(3) の定義の「心の中で推定する」は、自分自身が測定用具となっているので主観的評価が主になるが、数値で表すことも可能である。たとえば、「あなたの不快感はどれくらいか」といった問いに対して、「ものすごく不快」と対象者が言った場合に、「不快感の最大を100、不快がない状態を0とすると今の状態はどれくらいであるか」と聞くことによって、数値化することが可能である。また、「当てはまる」「やや当てはまる」「あまり当てはまらない」「当てはまらない」という選択肢（順序尺度：ある変数の程度を順序づけて聞く方法）があったときに、「当てはまる」を5点として、順次、4点、3点、2点、1点という数値に置き換えることも可能となる。

2）量と単位

　　量を扱うときに注意することは、単位を明確にすることである。たとえば百分率の表現は「％」である。また温度は「℃」となる。長さの単位は「mm」「cm」「m」などがある。これらの単位を誤るとデータを正しく読むことはできなくなる。

3）量的研究のプロセス（図Ⅳ-3）

　①仮説：研究者が関心をもっている看護事象にかかわる種々の問題（研究疑問）について仮説を立て、実験（介入）・観察・調査などによって研究対象から得られたデータを数値化して結果を要約し、得られたデータの差を統計学的方法（検定や推定）により客観的に評価し、自分の立てた仮説の正しさを検証する。

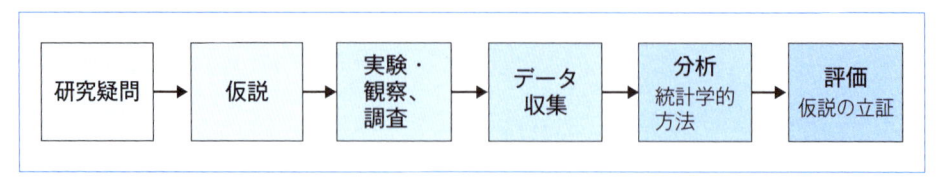

図Ⅳ-3 ● 量的研究のプロセス

② 先行研究の検討：看護事象と関連要因を数値化できるような妥当性（測定対象の真の状態を正しく反映する程度）と信頼性（測定値の再現性の程度）の高い測定尺度があるかを、先行研究を調査して検討することである。また、まだ測定尺度がない場合には測定尺度の開発自体も研究となる。

③ 対象者の選択：データをとる対象者（患者、家族、医療従事者、地域住民、被験者）に偏りがある場合（選択バイアス）や、測定手段と測定尺度が不適切（情報バイアス）であれば、測定値が母集団の真の状態から一定方向にかけ離れてしまうことによる系統誤差を生じる。研究計画段階で対象者の選択方法（可能な限り想定母集団を偏りなく反映するよう無作為な抽出や割り付けを目指す）と実行可能な最も再現性の高い測定方法を採用する。対象者に対する安全性や倫理性において問題がないことも当然必要となる。

④ 研究枠組み図の作成（概念枠組みの構築）：看護事象と要因との関係について、あてはめようとする理論（ストレス・コーピング理論、社会的認知理論、病における不確かさの理論など）や概念モデル（適応モデル、セルフケアモデル、ヘルスプロモーションモデルなど）を用いて、先行研究で明らかになっている部分と自分が仮説として検討する部分を明確に示した図（研究枠組み図）をつくる。測定尺度間の関係を図示することにより、研究で明らかにする部分が明確になる。

⑤ 測定尺度と統計学的方法の決定：仮説を検証するために用いる測定尺度の種類とデータ分析の仕方によって仮説を検証するのに適した検定方法を選択しなければならない。

⑥ データの収集：アンケートや実験によりデータを収集する。

⑦ データのクリーニング：パソコンソフトを使ってデータを入力し、入力ミスや矛盾回答がないか確認する。

⑧ データの分布を確認し、基本統計量としてまとめる。

⑨ 研究仮説を検定や区間推定により統計学的に検証する。

⑩ 考察・結論：研究結果をどこまで一般化できるか考察して示唆される結論をまとめる。

2. 量的研究のデザイン

量的研究は、大きく分けると観察研究と介入（実験）研究に分かれる。観察研究は、研究者が対象者に対して介入せずに観察する研究であるのに対して、介入研究は、対象者に何らかの介入をした結果、どのような影響が出たのかについて検証する研究方

表Ⅳ-2 ● 測定尺度の種類

尺度の分類		四則演算の可否	例
質的尺度	名義尺度	不可	性別、学歴、職業
	順序尺度		重症度、好感度
量的尺度	間隔尺度	加減のみ可	温度、知能指数
	比尺度	加減乗除可	身長、体重、血圧

法である。

1）測定尺度の決定

事象や要因のある特性に対して数値を対応させる測定尺度は、質的尺度（名義尺度、順序尺度）と量的尺度（間隔尺度、比尺度）に大別される（表Ⅳ-2）。

① 名義尺度（nominal scale）：分類目的のために各項目に符号として数値をつけただけの尺度で、分類項目間には順序関係がない。例：性別で男性を0、女性を1とする。

② 順序尺度（ordinal scale）：分類項目間に順序関係がある尺度である。例：重症度で軽症を1、中程度を2、重症を3とする。

③ 間隔尺度（interval scale）：数値間の距離が均等で、原点（ゼロ）が任意に決められる尺度で、数値データの加減算は可能であるが乗除算は無意味である。例：温度や知能指数など。

④ 比尺度（ratio scale）：絶対的ゼロ点をもち、数値間の距離が均等な尺度で、四則演算が可能である。例：時間、身長、体重、血圧など。

質的尺度は数値データであるが、性別に平均値が求められないように四則演算（加減乗除）を行うことは無意味である。量的尺度は順序尺度に変換できるが、データのもつ情報量（データ間の差の大きさ）が減弱してしまうのでデータは量的尺度として収集し、研究仮説を検証する場合にも量的尺度にふさわしい検定方法を選択しなければならない。

2）統計学的手法の決定

量的研究では、測定尺度に適した統計学的方法を選択し、得られた解析結果を正しく評価することが必要不可欠である。

データ収集した変数の母集団の特性、尺度の種類、対応関係の有無によって、表Ⅳ-3に示す検定方法に分類できる。データがどれに属しているのか正確に判断して適切な統計手法を用いて検定する。

量的データとは、実数値で表すことのできるもので、身長、体重、血圧値などであり、量的に四則演算（加減乗除：加算（＋）・減算（－）・乗算（×）・除算（÷））ができるデータのことである。量的にとらえた実態（量的データ）は、統計的手法から記述・推測することが可能である。さらに研究対象の量的実態と予測や変数間の関係を明らかにすることができる。

表Ⅳ-3 ● 量的研究の検定方法

検定	目的	分布の特性	独立変数	従属変数
対応のないt-検定	2つの独立母集団	パラメトリック	名義尺度	間隔／比率
マン-ホイットニー検定	2つの独立母集団	ノンパラメトリック	名義尺度	順序尺度
対応のあるt-検定	2つの対応母集団	パラメトリック	名義尺度	間隔／比率
ウィルコクスン検定	2つの対応母集団	ノンパラメトリック	名義尺度	順序尺度
対応のない分散分析	3つ以上の独立母集団	パラメトリック	名義尺度	間隔／比率
クラスカル-ウォリス検定	3つ以上の独立母集団	ノンパラメトリック	名義尺度	順序尺度
対応のある分散分析	3つ以上の対応母集団	パラメトリック	名義尺度	間隔／比率
フリードマン検定	3つ以上の対応母集団	ノンパラメトリック	名義尺度	順序尺度
χ^2検定	2つ以上の母集団割合の差	ノンパラメトリック	名義尺度	名義尺度

データ収集した変数の「母集団分布の特性」「尺度の種類」「対応関係の有無」から検定を選択する。
データがどれに属しているのか正確に判断して適切な統計手法を用いて検定する。

量的データ

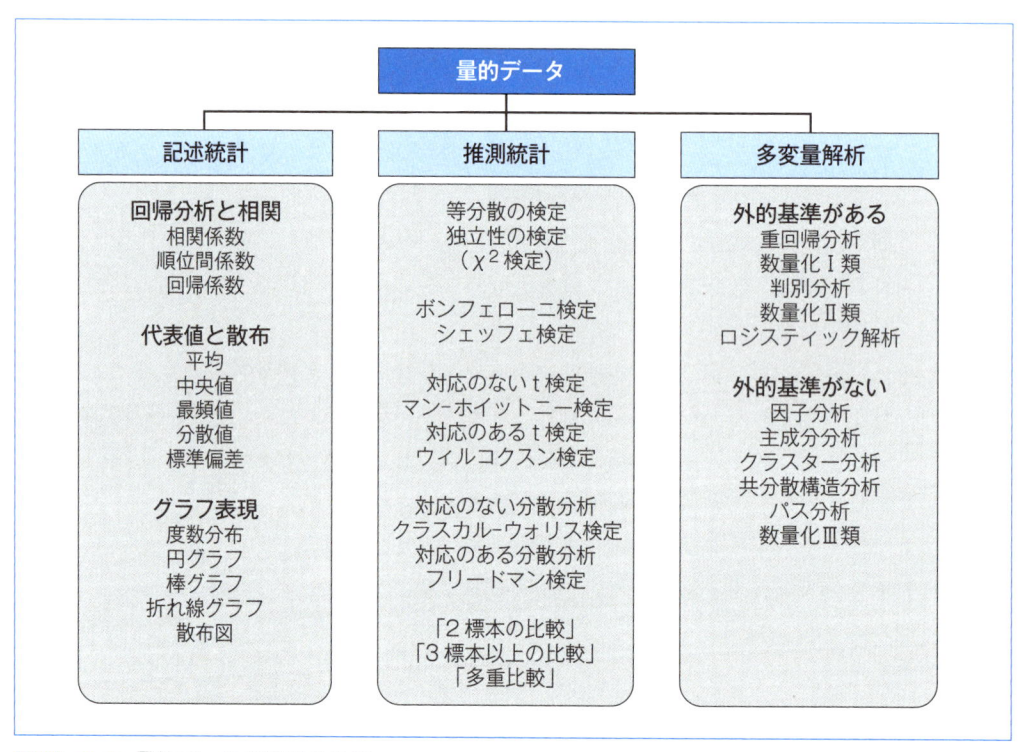

- **記述統計**
  - 回帰分析と相関
    - 相関係数
    - 順位間係数
    - 回帰係数
  - 代表値と散布
    - 平均
    - 中央値
    - 最頻値
    - 分散値
    - 標準偏差
  - グラフ表現
    - 度数分布
    - 円グラフ
    - 棒グラフ
    - 折れ線グラフ
    - 散布図

- **推測統計**
  - 等分散の検定
  - 独立性の検定
    - (χ^2検定)
  - ボンフェローニ検定
  - シェッフェ検定
  - 対応のないt検定
  - マン-ホイットニー検定
  - 対応のあるt検定
  - ウィルコクスン検定
  - 対応のない分散分析
  - クラスカル-ウォリス検定
  - 対応のある分散分析
  - フリードマン検定
  - 「2標本の比較」
  - 「3標本以上の比較」
  - 「多重比較」

- **多変量解析**
  - 外的基準がある
    - 重回帰分析
    - 数量化Ⅰ類
    - 判別分析
    - 数量化Ⅱ類
    - ロジスティック解析
  - 外的基準がない
    - 因子分析
    - 主成分分析
    - クラスター分析
    - 共分散構造分析
    - パス分析
    - 数量化Ⅲ類

図Ⅳ-4 ● 量的データの統計的分析

（1）量的データの統計的分析

　　以下に示す記述統計、推測統計、多変量解析などがある（図Ⅳ-4）。
① 記述統計：収集したデータを簡潔に数量で記述表現する方法。回帰分析、代表値（データの代表となる値、分布の中心を現す値）と散布（データの分布や散らばり具合）、グラフ表現として用いる。
② 推測統計：データ収集で得られた2種類以上のサンプル集団のデータをもとに全体の母集団の傾向を比較・推測する方法。等分散の検定、独立性の検定など多種多様な検定ができる。

③ 多変量解析：研究対象のなかにある変数をいくつかに限定して分析するのではなく、一度に解析する方法。重回帰分析、因子分析、クラスター分析などがある。

(2) 基本統計量（測定尺度の分布と代表値）

統計学的方法は、標本が母集団を偏りなく反映していることを前提に、得られた標本データの差が偶然生じる確率（probability：p 値）を求め、偶然では起こらないと判断する客観的基準（統計学的有意水準：一般的に $p = 0.05$）よりも低い場合を"統計学的有意差あり"とする。標本サンプルが大きいほど統計学的有意差は検出しやすくなるが、必ずしも看護に実質的意義のある差とは限らないので、結果を考察するときには注意が必要である。また、$p \geqq 0.05$ の場合には統計学的有意差は認められないが、差があるとはいえないだけであり（判定保留）、差のないことを証明できたわけではない。

質的尺度では被験者の性別・年齢階級別構成割合を示した表をつくるなど、分類項目（カテゴリー）別の度数と内訳比率（％）で分布を表現する。量的尺度ではデータが正規分布（平均値を中心に左右対称で平均値と中央値・最頻値が一致する）に近い場合には平均値と標準偏差で分布の中心とバラツキの大きさを表現できるが、正規分布とかけ離れている場合は中央値と範囲（最大値−最小値）で表現できる。測定尺度の種類と分布の中心的位置を表現する代表値は**表Ⅳ-4**のとおりである。最頻値は4種類の測定尺度に共通した代表値であるが、中央値は名義尺度には使用できない。平均値は正規分布をする量的尺度にのみ使用できる代表値である。

通常、無作為抽出による標本データをもとに母集団の分布を推定した結果を表記する。この場合、母平均の推定値は標本平均値と一致するが、母標準偏差の推定値は不偏分散（標本の偏差平方和を標本サイズ $n-1$ で割った分散）の平方根であることに注意する。

中心極限定理により、n が大きい場合（おおむね100以上）には、量的尺度のみならず、順序尺度で測定した変数の合計値でもその平均値は正規分布に近くなる。

また、母平均や母比率の95％信頼区間の推定値を求める場合には、標準誤差（standard error：SE, 母標準偏差の推定値 / $\sqrt{n}$）を用いるので、平均値±○の○が何を意味するのかを明記する。

例：単に標本データの分布中心とバラツキを表す場合　標本平均 ± SD（標準偏差）

表Ⅳ-4　測定尺度の種類と分布の代表値

尺度の種類		分布の代表値		
		平均値	中央値	最頻値
質的尺度	名義尺度	×	×	可
	順序尺度	×	可	可
量的尺度	間隔尺度	可*	可	可
	比尺度	可*	可	可

＊正規分布に近い場合に使用可

3. 数量データのビジュアル化

　数量は、そのまま表現しても意味はあるが、変数が多くなると数値では説明しきれなくなる。そのとき必要なのが、数量データの可視化である。表にするのも大切であるが、最もわかりやすいのが折れ線グラフや棒グラフにすることである。

　グラフの種類を表Ⅳ-5に示す。図Ⅳ-5は棒グラフと正規曲線、図Ⅳ-6は円グラフの例である。図の色はパソコン上で設定できる。また、図Ⅳ-7は、病院別の就業者数の例であるが、横棒グラフで表示している。このようにデータを図に示すことで、見る者に正確な情報を伝えることができる。

4. アンケート調査

　アンケート調査は看護研究の調査研究で最もよく用いられる。アンケート調査は、質問紙法調査、アンケート用紙は調査票ともよばれる。調査票は、一般に調査／調査

表Ⅳ-5 ● グラフの種類と特徴

棒グラフ	棒（バー）の高さで、量の大小を比較する場合に用いる たとえば、Ａ病院の看護師とＢ病院の看護師の職務満足度の得点をみる場合などに用いる
折れ線グラフ	量が増えているか減っているか、変化量をみたり、変化の方向をみる たとえば、ある患者の血糖値の変動をみる場合などである
円グラフ	全体のなかでの構成比をみる
帯グラフ	構成比を比較する
ヒストグラム	データの散らばりの程度をみる。連続型の量的変数の度数分布を図に表現する。縦軸に度数分布表の頻度をとり、横軸にデータ区間をとる。区間内の面積が頻度に比例する。離散型の変数の度数分布は棒グラフで表現する
レーダーチャート	複数の指標をまとめてみるのに適している。複数の変量を放射状の軸上に表示して端点を順番に結んで得られる多角形図。クモの巣グラフともよぶ。変数間のバランスの歪みを表現するときに用いる
散布図	2種類の変数（データ）の相関をみる。Ｘ軸の変数の値とＹ軸の変数の値を図示したものである。相関図あるいは散布図ともいう
箱ひげ図	ノンパラメトリック検定で用いる。データの散らばり具合をみる。中央値で群間の比較をする
三角グラフ	3つのデータ（変数）からなる構成比をみる

> **ワンポイントメモ**
>
> **統計ソフト**
>
> 統計ソフトには多種多様なものがある。代表的なものに、IBMSPSS、SAS、StatViewなどがある。特徴は、多変量解析までできることである。基本データの入力はエクセルで行い、統計解析はエクセルデータを統計ソフトにインポートさせるだけでデータが活用できる。もちろん、そのままデータを統計ソフトに入力することもできる。グラフィック機能も充実していて、棒グラフや折れ線グラフなどの基本的なグラフが描けるだけではなく、面積グラフや散布図、箱ひげ図なども描くことができる。

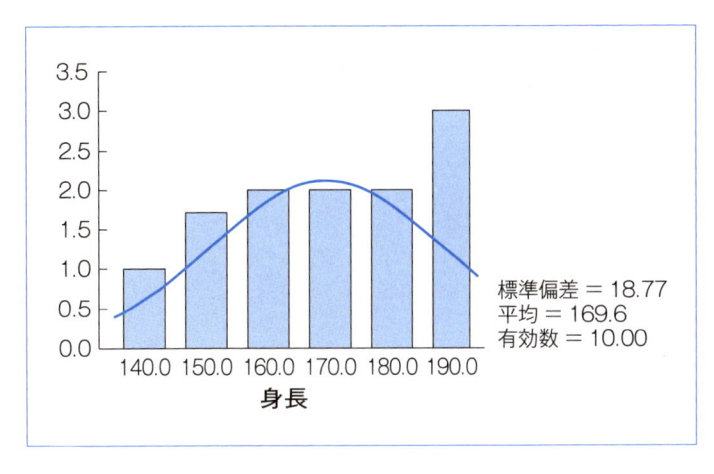

図Ⅳ-5 ● 身長の度数分布と正規曲線

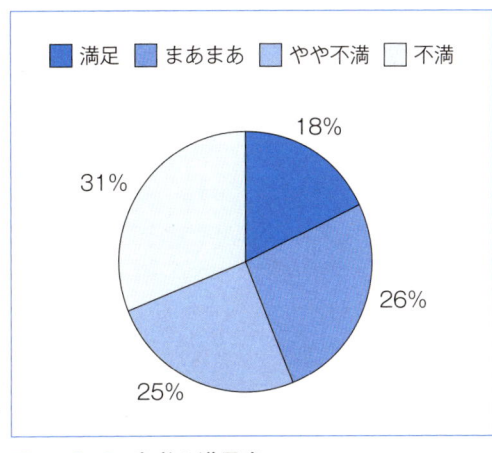

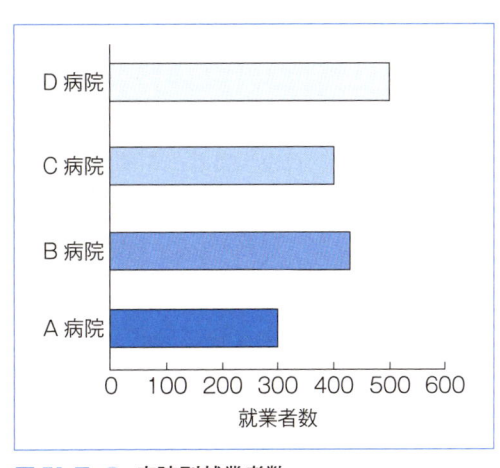

標準偏差 = 18.77
平均 = 169.6
有効数 = 10.00

図Ⅳ-6 ● 患者の満足度

図Ⅳ-7 ● 病院別就業者数

　主体の名称、教示、質問文、フェイスシート（アンケートなどの調査資料において、性別や年齢、職業など個人情報にかかわる質問項目のこと）、謝辞などで構成される。

　アンケート調査は、調査票の作成→調査票の配付→調査票の回収→データ入力（コーディング）→分析→結果→考察→結論→論文の作成というプロセスを経る。

　アンケート調査には表Ⅳ-6のような長所と短所がある。

1）調査票の作成

（1）質問項目の分量

　質問が多いと、回答者は精神的に疲れてきて、十分な判断なしに回答することもあるので、信頼性に影響する。また、回答することで対象者に疲労を与えるのは、倫理的にも問題となる。回答に30分以上もかかる質問はよくない。小学生の場合は10分程度が限界で、患者の場合には特に注意が必要である。対象者の発達レベルや特徴を考慮し、対象者に負担をかけない質問の量にする。

（2）質問項目の設定

　項目は、研究目的に合ったものにする。その項目が必要かどうかを吟味する。不必

表 Ⅳ-6 ● アンケート調査の長所と短所

長　所	・短時間にデータを得ることができる ・教示などの条件を一定にすることができる ・対象者の言語情報を客観的に処理できる ・信頼性・妥当性の高い尺度を用いることによって、検査法に近い精度の高いデータを得ることができる ・人の幅広い側面をとらえることができる ・長期間にわたる追跡調査が可能である ・実施者の存在が与える影響が少ない
短　所	・対象者の反応の客観性が保障されない ・乳幼児に用いるのは困難である ・言語の異なる対象に用いることは困難である ・定められた質問以外の情報は得られない ・誤った回答をしても確認することはできない ・実施対象者は言語力や表現力が必要とされるので、対象は限定されることが多い

要な項目が入っていると、対象者に負担をかけることになる。

　項目を設定するときは、統計処理しやすくする工夫も重要である。たとえば、相関係数を求めたいときの年齢の聞き方は、実数値を書いてもらう。実数を書いてもらうことで、無相関の検定を実施することができる。また、1) 0〜20歳、2) 21〜30歳……とした分類でも、相関係数(スピアマンの順位相関係数)を算出することができる。

【例】
問　あなたの年齢は何歳ですか。
　　　　　　　　（　　　）歳

問　あなたの年齢に当てはまるものはどれですか。
1) 0〜20歳　2) 21〜30歳　3) 31〜40歳　4) 41〜50歳　5) 51〜60歳
6) 61〜70歳　7) 70歳以上

---

❶ 評定法

　評定法は、頻度や程度を段階別に設定して、そのなかから選択してもらう方法で、2〜7段階までがよく用いられる。表現としては、「とても」「やや」「あまり」「まったく」などの表現を用いる。

【例】
問　あなたの今の気持ちはどれに当てはまりますか。
1) とてもつらい　2) つらい　3) どちらでもない　4) 楽しい　5) とても楽しい

---

❷ 順位法

　選択したものに順位をつけてもらう方法である。

> 【例】
> 問　あなたの趣味は何でしょうか。次のなかから3つ選び、重要なものから順番に（　）内に第3位まで順位をつけてください。
> 音楽（1）、読書（　）、買い物（2）、運動（3）、映画（　）、絵画（　）、登山（　）
> ＊（　）内の数値は順位を示している。

❸ 尺度を利用した方法

痛みの評価尺度の一つで Maxwell（1978）が開発した VAS（visual analogue scale）を紹介する。10 cm の線に、考えられうる最高の痛みを「10」、痛みなしを「0」としてその線上に痛みの程度を示してもらう方法である。示してもらった箇所が、痛みなしから最高の痛みの「10」の方向に何 mm かというように測定する。最近では、様々な VAS が考案されている。

> 【例】
> 問　あなたの現在の痛みはどれくらいであるかを、痛みなしを「0」、最高の痛みを「10」として、その位置にチェックをしてください。
>
> 痛みなし　　　　　　　　　　　　　　　最高の痛み
> 0────────────────────10

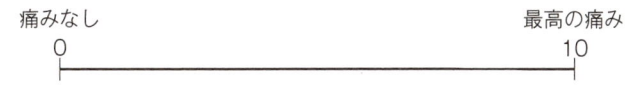

(3) 回答方法の種類

回答方法には、回答を示して選んでもらう方法と、自由に記述してもらう方法がある。

❶ 回答を示して選んでもらう方法

示されている回答から選ぶ数により3つに分類できる。

- 単一回答法：一つのみ選ぶ方法
- 複数回答法：該当するものをいくつ選んでもよい方法
- 限定回答法：選択する数を限定する方法

> 【例】単一回答法
> 問　あなたの性格はどれですか。一つ選んでください。
> 1）社交的　2）内向的　3）楽天的　4）神経質　5）易怒的

単一回答法には、2件法、3件法、多肢選択法などがある。

- 2件法：2つの選択肢から一つを選ぶ方法
- 3件法：3つの選択肢から一つを選ぶ方法
- 多肢選択法：4つ以上の選択肢から一つを選ぶ方法

> 【例】2件法
> 問　あなたは看護に興味がありますか。
> 1）はい　2）いいえ

> 【例】3件法
> 問　怒られたときのあなたの気持ちはどれですか。
> 1）快　2）どちらでもない　3）不快

> 【例】多肢選択法
> 問　G病院へは主にどのような交通手段を用いますか。次のなかから一つお選びください。
> 1）自家用車　2）バス　3）鉄道　4）徒歩　5）自転車　6）バイク

多肢選択法では、4件法や6件法など偶数の選択肢では正か負かのどちらかに選択されるが、奇数の選択肢で「どちらでもない」が多く選択されると、信頼性に問題が出る。

基本的に統計処理をする場合は偶数の選択肢がよいのであるが、対象者から、『「どちらでもない」が私の気持ちなのに選択肢がない』と言われることもあるので、やはり「どちらでもない」を入れておくほうがよい。ただし、「どちらでもないはなるべく選ばないようにお願いします」との断わりを文章内に入れることも可能である。

> 問　次の質問にお答えください。
> 私は人の話をよく聴く。
> 偶数（4件法）の場合
> 1）そう思う　2）まあまあそう思う　3）あまりそう思わない　4）そう思わない
> 奇数（5件法）の場合
> 1）そう思う　2）まあまあそう思う　3）どちらでもない　4）あまりそう思わない
> 5）そう思わない

❷ 自由記載法

自由記載法は、対象者に自由に記載してもらう方法である。たとえば、「入院生活について、あなたの思いがあれば、下記に自由にお書きください」として、その下に枠を設ける。選択肢とは違うので、集計に戸惑うこともあるが、最近は自由記載文をパソコンで処理できる内容分析、データマイニングを用いた解析も登場してきた。

（4）調査票作成時の注意

❶ 誘導的な質問は避ける

たとえば、看護師のストレスについて調査研究をする場合に、「看護師は、勤務が多忙でとてもストレスがかかると思いますが、あなたは今どれぐらいのストレスですか。あてはまる番号に○印をつけてください」といった質問はよくない。

❷ 回答には同じ性質のものを並べる

例では、並べている回答の質が違う。ピアノは楽器で、ジャズは音楽の種類、演奏会も異質である。

> 【例】
> 問　あなたの趣味はどれですか。当てはまるものに○印をつけてください。
> よくない例
> 1）ピアノ　2）ジャズ　3）クラシック　4）ギター　5）演歌　6）演奏会
> よい例
> 1）ジャズ　2）クラシック　3）J-pop　4）ロック　5）演歌　6）歌謡曲　7）その他

❸ 文字の大きさ

　12ポイント～10.5ポイントを使用することが多いが、12ポイントを推奨する。高齢者の場合は文字を大きめにするなど、対象者を意識して文字の大きさを決める。

❹ 倫理的に問題となる質問

　たとえば次の例のような質問は、対象者によっては恐怖・不安感を助長することもあるので注意が必要である。

> 【例】
> 問　あなたは自殺したくなることがありますか。
> 問　あなたは死にたいと思っていますか。

2）アンケートの実施

（1）実施時期

　看護師を対象にしたアンケート調査では、3月や4月は避けたいものである。人事異動、新人研修などがあり多忙だからである。一般的には、8月や9月に集中することが多いので、対象となる施設長に確認するとよい。

（2）調査票の配付と回収

　調査票の配付と回収を誰がするのかを明確にしておく。調査票の配付方法には、郵送法、留置法、集団調査などの方法がある。一般的なのが留置法である。留置法は、研究対象者に調査票を渡して、一定の期間が経過してから研究者が調査票を回収する方法である。郵送法では返信用の封筒を入れる。往復葉書は情報が他者に見られるので禁忌である。

❶ アンケート調査の依頼

　留置法での依頼は、現地に出向いて研究の趣旨や目的を施設長などに説明しておくことが大切である。公印を捺印することもある。郵送法の場合は、依頼状を送って同意を得る。依頼状はていねいに書く。

❷ 回収率を上げるための方略

　回収率を上げるためには、回答しやすい選択肢を用意するのはもちろんのこと、対象者に調査の趣旨をていねいにわかりやすく説明する。できれば施設長に直接挨拶に行くのがよい。

3）データ入力とコーディング

（1）コーディング

データ入力には、コーディングが必要である。コーディングとは、データを入力する際に名義尺度や数値などをコード化することをさす。たとえば男性を1、女性を2とする。

データ入力の際は、そのまま番号を入力する。例では、「1」は1年未満となる。次の血液型の場合も、A型を「1」にするなどして番号を入力していく。

【例】
問　あなたの看護経験年数に当てはまるものはどれですか。
1）1年未満　2）2年〜3年　3）3年〜5年　4）5年以上
（看護経験年数を直接記載してもらう方法もある）

問　あなたの血液型はどれですか。
1）A型　2）B型　3）AB型　4）O型

（2）データ入力の方法

データは、統計処理ソフトに直接入力するのがよいが、職場にパソコンが十分にない場合は、エクセルにまず入力して後で統計処理ソフトにインポートすればよい。縦軸に対象者番号、横軸に変数名を入れる。

（3）データ入力後の処理

データの入力ミスがないかを確認する。次に、矛盾回答がないかをチェックする。不明回答は未入力のままにしておけば、集計段階で除外される。

5. 実験研究

1）実験研究とは

実験は実証主義の立場をとる。実証主義は、蓄積された知識を前提にして仮説を立て変数間の関係を設定し、客観的な測定によってデータを得て分析する。先人たちは多くの実験をして人類の未来に貢献してきた。

実験というと有名なのが、ガリレオ・ガリレイの実験である。物体の落下速度は物体の重さに関係なく一定であることを証明するために、あの有名なピサの斜塔から大小2つの鉛玉を同時に落として証明したといわれている。ニュートンも、リンゴが落ちるのを見て、なぜ月は落ちないのかといった疑問から発見に至った。看護では、ナイチンゲールがクリミア戦争で野戦病院の衛生環境を改善することにより兵士の致死率を下げている。これらに共通することは、研究の始まりが疑問から出発していることである。

（1）科学的アプローチとしての実験研究

実験研究は、科学的アプローチに基づき、伝統的に自然科学の発想を基礎に観察者が対象を客観的方法によって観察し、系統的に情報を収集していくプロセスである。

表 Ⅳ-7 ● 実験研究の長所と短所

長所	短所
・因果関係を検証できる ・変数間の方向性を推定できる ・実験の設定をコントロールでき、追試ができる	・人間を対象とする場合、人間の行動にかかわる変数を操作することには限界がある ・倫理的配慮として人体への影響を十分に配慮することが必要 ・無作為化には限界がある（特に患者を対象にした場合）

最終的には因果関係を確立して普遍的法則を見出すことを目的としている。因果関係を明らかにするためには、実験研究が最も適している（表Ⅳ-7）。

（2）実験研究の定義

実験とは、現象に一定の条件を設定して人為的に手を加え（実験的操作）、その結果生じる現象や反応を観測することである。すなわち、現象に関連している多くの要因のうちいくつかの要因を選び、それ以外の要因はすべて同じ状態に保つように制御して（変数の制御ともいう）、一定の環境・条件を形成することである。また数量化するためには、観察・測定可能であることと、測定するための正確なものさし（測定尺度）が必要となる。実験研究を行うための心構えを以下に示す。

- 緻密な計画を練る
- チャレンジ精神で臨む
- 文献を精読し仮説を立てる
- 信頼性のある測定用具を用いる
- 最大限の倫理的配慮をする

（3）看護における実験研究

実験研究では、何らかの実験的操作を加えて独立変数（説明変数）を操作したことによって生じる従属変数への影響を測定するが、人間を対象とする看護研究では実験的操作を加えることは困難なことから、純粋な実験研究より準実験研究がよく用いられる。さらに、実験研究や準実験研究を行うときは倫理上慎重を期する。実験研究では特に厳正な倫理的配慮が必要となる（第Ⅱ章3節参照）。

準実験研究は、実験的操作は行ってもコントロールと無作為化の両方もしくは一方が欠けている場合をいう。因果関係を説明する力は実験研究よりも弱くなるが、変数間の関係を調べるのに適した研究である。たとえば、対照群と実験群を分けることなく、実験（介入）前の対象者の状態と介入後の対象者の状態を比較するといった研究方法をとることができる。準実験研究は、より実際的で実行可能であるために、実験研究より広い範囲で用いることができ、看護の介入効果を検証するのに適している。看護行為の施行前と施行後を比較して検証する場合などがこのよい例である。筆者がかかわった研究では、橋場らが行った「パークベンチ体位における腋窩枕の検討」がある。本研究では、体圧の測定数値をもとにして検証している。研究概要は次のとおりである。

> パークベンチ体位では通常の側臥位に比べて腋窩にかかる体圧が高く、さらに頭部挙上によるずれ力が加わるため、腋窩枕の接触面に皮膚障害が生じやすいと考えられる。今回、3種類の腋窩枕を用いてパークベンチ体位における褥瘡予防効果を比較検討した。3種類の内訳は、①褥瘡予防マット（ソフトナース）で作製した枕（35 × 16 × 7 cm）、②アクションパッド（ゲル枕；45 × 11 × 5 cm）、③エアー枕（輸液用生食 1000 mL の空バッグに空気 1200 cc を注入したもの）で、健常人5名を対象に検討した結果、褥瘡予防効果が最も高いのは①（褥瘡予防マット）であると考えられた。

2）臨床研究における実験研究

医学の分野での研究は、医学研究と称される。医学研究のなかで行われる人を対象とした研究は、臨床研究とよばれることが多い。臨床研究は、臨床試験（新薬開発だけでなく、薬効追跡調査や薬の効能を調査する方法で、患者や健康な人に対して行う治療を兼ねた試験）をさすだけではなく、表Ⅳ-8 に示すように、症例集積研究、横断的研究、縦断的研究、コホート研究、ケースコントロール研究など、多岐にわたる。臨床研究は人を対象として、疾病の予防方法、診断方法および治療方法の改善、疾病の原因および病態ならびに患者の生活の質の向上を目的として実施される。臨床研究における実験研究は、前述の研究デザインが含まれ、科学的なエビデンス（根拠）に基づく医療の確立に寄与し、病気で悩む人々の役に立つことのできる研究である。

3）実験研究のプロセス

実験研究では、手順（プロトコール）を重視する。最も重要なことは実験条件を一定にすることである。条件を一定にすることは真の測定値を得ることにつながる。これは、統計学的にいうと変数を一定にすることをさす。たとえば、看護の足浴の研究では、水温、室温、湿度などを一定の条件にして、どの対象者にも同じ条件下で実施する。また、対象を絞ることが必要な場合もある。自律神経、特にホルモンに関する研究をする場合は、性差を考慮した対象設定が必須となる。女性のみとしたり、男性のみに限定したりする方法である。生理学的な研究では特にこれらを重視する。筆者の研究者仲間に睡眠を研究している学者がいるが、実験条件をつくるのに、室内の温度、湿度を一定にするほか、音の影響を受けない静かな環境の実験室を選び、採光にも注意して実験を実施している。このようにすることで、より正確なデータを集積す

表Ⅳ-8 ● 臨床研究の種類

症例集積研究	一例報告にとどまることなく、複数の症例について集積し、比較検討する研究手法
横断的研究	ある一時点（時期）での断面調査である
縦断的研究	ある一時点のみの断面調査ではなく、いくつかの時点をとり、時間経過による変化の調査研究をいう
コホート研究	解析が現在から未来への向き、前向きに行われる
ケースコントロール研究	解析が現在から過去への向き、後ろ向きに行われる

ることができる。

　実験研究は、他の研究デザインよりも綿密な研究計画を立てて行う。詳細で具体的な手順を決めておくことが実験研究の成否を決定する。最初に研究テーマ、研究テーマに関連した理論的背景を明確にし、研究目的を明確に決め、理論枠組み（概念枠組み）を決定する。そのためには、この段階で精緻な文献検索を行い、絞り込みをする。また実験研究では、明確な仮説の設定が必要となる。変数の設定は複数、最低2つは必要であり、変数の間の関係を明らかにする。仮説の設定には、理論のみだけでなく、既成の研究に依拠した理論枠組み、あるいは概念枠組みが重要となる。そして「AならばBである」といったように、仮説を検証する（図Ⅳ-8）。

(1) 実験研究における比較対照試験

　実験研究は、比較対照試験と対照なしの研究があり、対照群と実験群を比較することが一般的である。対照なしの研究は、症例における観察のみの研究である。これは、その時点では説明のつかない、測定することのできないなどの状況があり、事実のみあるという報告である。

　比較対照試験は、無作為化対照試験のことであり、研究のエビデンスレベルでは最も高く評価される。比較対象を無作為に2つの群に分け、一方は実験群に、他方は介入なし群（対照群）に分けて違いがあるかどうかを試験する方法である。比較対照試験は、パラレル（ランダム化、非ランダム化）と逐次（自己対照、クロスオーバー）、外部対照に分けることができる。

- ランダム化：無作為化試験のことである。
- 非ランダム化：割り付けをした試験のことである。
- 自己対照試験：たとえば、治療前後など自己のある時期を対照として行う試験である。自己対照試験は、比較群が自己ということになるので、実証性は弱いとされる。
- クロスオーバー比較試験：交差（交互）試験ともよばれるもので、2群に分けた被験者に被検薬と対照薬をそれぞれ時期をずらして介入し、その反応を評価する方法である。介入後時間を取り、いったん元（以前）の状態に戻してから、別の介入を行うことになる。つまり、一度行った介入の効果がなくなるまで待つことになるので、実験の手順としては複雑である。
- 外部対照（ヒストリカルコントロール）：臨床試験において試験に参加し治療を受ける集団とは別の対象集団を対照群とする研究である。

　このように様々な実験研究のデザインがあるが、研究目的、実験内容によって決め

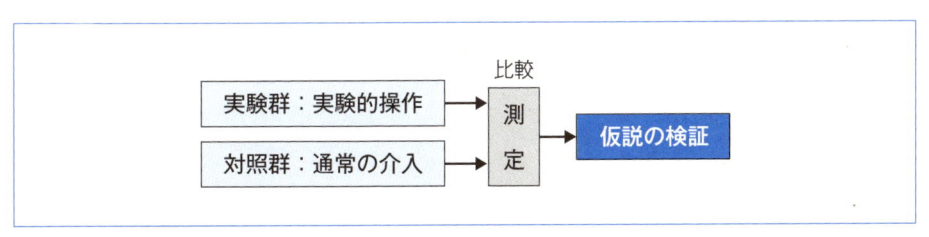

図Ⅳ-8 ● 実験研究のプロセス

(2) 実験研究におけるコントロール

　　コントロールとは、一つあるいはそれ以上の要因をコントロールすることである。最も一般的な方法は、対照群（コントロール群）を用いることである。実験的操作を加えた群（実験群）と加えない群（対照群）に分けて変化を観察し、比較することによって結論を出す。実験群と対照群はバイアスを避けるために無作為（ランダム）に分ける。実験結果は、生じた変化が実験的操作によるものかどうかを判定して検証していく。

(3) 実験研究の独立変数

　　実験研究では、意図的に独立変数（説明変数）を加えて、従属変数（目的変数）に与える影響を観察する。独立変数は、実験的操作の変数となる。看護介入の効果を調べる実験研究などでは、実験的操作である看護介入が果たして一律かどうかが問題となる。つまり信頼性の問題、再現性（追試）の問題となる。看護介入を一律にするためには、緻密な手順などを規定して実験的操作を標準化することが求められている。

4) 実験データの解釈

　　実験後はデータを整理して、数値データをグラフ化することによって正確かつ簡潔に伝えるようにする。最近のコンピュータの解析ソフトでは複雑な変数をグラフ表示できるものもある。データをビジュアル化することで結果が何を表しているかを的確に解釈することができる。

　　最後に、データの解釈を行う。推定統計を活用する場合は統計的有意差について検証する。また、仮説が棄却された場合でも、それは重要な発見であり、なぜ仮説が棄却されたかを熟考することが必要である。そのために、理論や仮説へ至るプロセス、標本の抽出、測定用具、データの収集方法などを検証していく。

参考文献

1) 上野栄一，一ノ山隆司，舟崎起代子：怒りの場面と共感的相互作用が生じている場面での看護師の感情と交感神経活動との関係．第29回日本看護科学学会学術集会講演集，p.303，2009．
2) 川原順子，春田哲郎，宇野立人，高野敦子，岩田実，薄井勲，上野栄一，石原元，笹岡利安，小林正：インスリン長期刺激によるIRS-1のproteasomeにおける分解に関する研究．糖尿病，42（Suppl 1）：181，1999．
3) 上野栄一，春田哲郎，薄井勲，岩田実，宇野立人，高野敦子，石原元，和田努，笹岡利安，小林正：高浸透圧刺激による3T3-L1細胞のglucose uptakeに関する検討．糖尿病，42（Suppl 1）：S243，1999．
4) 折笠秀樹：臨床研究デザイン．真興交易医書出版部，1995．
5) 橋場まゆみ，澤田浩美，西川昇，井尻那美，大前明博，上野栄一：パークベンチ体位における腋窩枕の検討．日本手術看護学会誌，4（1）：73-76，2008．
6) ブライアン・マギー／中川純男監修：知の歴史―ビジュアル版哲学入門．BL出版，1999．
7) アイザック・アシモフ／小山慶太，輪湖博訳：科学と発見の年表．丸善，1996．
8) 上野栄一：看護研究コンパクトガイド．医学書院，2003．
9) 上野栄一：内容分析とは何か―内容分析の歴史と方法について．福井大学医学部研究雑誌，9（12）：1-18，2008．
10) 対馬栄輝：SPSSで学ぶ医療系データ解析．東京図書，2007．
11) 菅原健介：心理尺度作成過程．堀洋道，山本真理子，松井豊（編）心理尺度ファイル．垣内出版，p.637-652，1994．
12) 織田揮準：日本語の程度量表現用語に関する研究．教育心理学研究，18：166-176，1970．
13) 福井幸男：知の統計学2―ケインズからナイチンゲール，森鷗外まで．共立出版，1997．
14) 多尾清子：統計学者としてのナイチンゲール．医学書院，1991．
15) 吉岡修一郎：もうひとりのナイチンゲール―誤解されてきたその生涯．医学書院，1966．
16) 小南吉彦：ナイチンゲールの生命観について．ナイチンゲール著作集第2巻，ナイチンゲール著作集月報1付録，現代社，p.6-8，1974．

17) ザカリイ・コープ／小池明子, 田村真訳：ナイチンゲールと医師たち. 日本看護協会出版会, 1979.
18) フローレンス・ナイチンゲール／湯槇ます監修, 薄井坦子, 他編訳：ナイチンゲール著作集第3巻. 現代社, 1977.
19) フローレンス・ナイチンゲール／湯槇ます監修, 薄井坦子, 他編訳：ナイチンゲール著作集第2巻. 現代社, 1974.
20) フローレンス・ナイチンゲール／湯槇ます監修, 薄井坦子, 他編訳：ナイチンゲール著作集第1巻. 現代社, 1983.
21) 髙橋政明：ケトレーの統計学. 経済学研究, 53(4, 5合併号)：165-188, 1987.
22) 日野秀逸：フロレンス・ナイチンゲール―「クリミアの天使」をめぐる時代と政治〈上巻〉. 労働旬報社, 1990.
23) エドワード・クック／中村妙子, 友枝久美子訳：ナイチンゲール―その生涯と思想―Ⅱ. 時空出版, 1994.
24) Strauss A, Corbin J：Basic of Qualitative Research：Grounded Theory Procedures and Techniques. Sage Publications, 1990／アンセルム・ストラウス, ジュリエット・コービン／操華子, 森岡崇監訳：質的研究の基礎―グラウンデッド・セオリーの技法と手順 第2版. 医学書院, 2004.
25) リットン・ストレイチー／橋口稔訳：ナイチンゲール伝. 岩波書店, 1993.

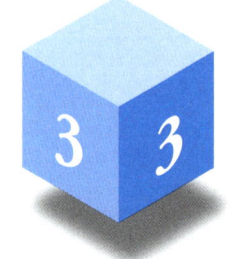

3 質的研究

1. 質的研究のアプローチ

　質的研究には、①可能な限り枠組みを設定し現象に深く関与し仮説や理論構築を試みる研究、②枠組みを設定せずに現象を記述していく研究、③事例からその共通性や相違性などに着目して一般的なパターンを生成していく研究がある。

　質的研究のアプローチとは、人間の思考、行動、感情、認識や信念などは量的に客観的に表現しにくいため、質的な研究方法で観察したりして明らかにしていく。たとえば、人間の思考、行動、感情などはその人間を取り巻く環境（人的・物理的）やその相互作用によって大きく異なっているため、量的に推し量ることが容易ではない。そのために、総合的、主観的、相互作用的なとらえ方が必要になり、人間の行動様式などをありのままとらえようとするアプローチとして質的研究が用いられている。

　研究の手順は量的研究と同様に、課題の認識と文献検討が必要になる。そして、帰納的推論方法を用いて、研究者が現象のなかに参加したりしながら観察していく方法である。この方法では、研究者自身がデータを得る中心的な役割を有しているため、研究者自身が確実に研究課題を認識していることやそこでの現象を理解していくための十分な臨床経験があることが求められる。得られたデータは研究者自身で繰り返し検討がなされ、過去の経験や知識と照合しながら、新しい考え方などの発見に向けて整理しなければならない。最終的には、仮説の創造、概念枠組みに関連するモデル・理論を提示して、その成果を一般化していく。

2. 質的研究の種類

　質的研究には、グラウンデッドセオリー研究法、エスノグラフィー、現象学的アプローチ、ライフヒストリー、事例研究、KJ法などの研究デザインがある。質的研究は、表Ⅳ-9のように研究方法によってデータ収集や分析方法が異なっている。代表的な質的研究の主な特徴を以下に示す。

1）グラウンデッドセオリー研究法

　この方法は、現象の成り立ちやそのプロセス、構成要素、そこで用いられている方略などの明確化されていない現象を記述していくことから始まる。その後、分析し、結果として概念を見出すために用いられる研究方法であり、フィールドで収集した

表 IV-9 ● 主な質的研究方法の概略

研究方法	グラウンデッドセオリー	質的記述的方法	エスノグラフィー	事例研究	現象学的アプローチ
哲学的基礎	シンボリック相互作用	社会科学	文化人類学	社会科学	現象学
焦点	データに基づく理論の開発、理論開発を導く概念の生成	現象の記述	文化集団の記述と解釈	事例の深い分析の開発	現象についての経験の本質の理解
データ収集	インタビュー、参加観察	インタビュー、参加観察、質問紙	インタビュー、参加観察、既存の書類の検討	インタビュー、参加観察、既存の書類の検討	インタビュー
データ分析	継続比較分析によるコード化、カテゴリー化	コード化、カテゴリー化	コード化、パターン分類	パターンマッチング、時系列分析	意味のテーマの発見

データに基づいた理論を構築する。分析方法は、収集したデータを一斉に分析する方法ではなく、データ収集と分析が相互に繰り返されるという特徴がある。フィールドでデータ収集し、そのデータに基づいて（grounded して）理論（theory）構築する。つまり、データに基づいて理論を生成することである。常にデータと過去のデータを比較して、それらの類似点や相違点を比較検討しながらコード化、クラスタリング、カテゴリー化を繰り返し行う（理論的標本抽出：理論的サンプリング）。そのためには、用意周到な面接の蓄積、詳細なデータの系統的蓄積が求められ、さらには研究者自身の高い観察・面接技術が必要とされる。

グラウンデッドセオリーアプローチの歴史を振り返ると、1960年代に社会学者のストラウス（Strauss AL）とグレイザー（Glaser BG）によって始められた。日本で紹介されている著書には、『死のアウェアネス理論と看護—死の認識と終末期ケア』がある。これは、がん患者の終末の認識に関する研究であり、調査の研究方法がグラウンデッドセオリーアプローチを用いている。また、1967年にストラウスの著した本に"The Discovery of Grounded Theory"があり、1996年に『データ対話型理論の発見』として翻訳されている。そこには、グラウンデッドセオリーアプローチの本質的な内容などが詳細に記述され、このアプローチを用いる研究者にはバイブル的な書になっている。

看護研究においては、グラウンデッドセオリーアプローチの手法による研究が増えている。このような背景から修正版グラウンデッドセオリーアプローチ（Modified Grounded Theory Approach；M-GTA）が普及している。看護領域における研究や、大学院の修士課程、博士課程での学位論文の研究方法として用いられている。

2）エスノグラフィー（民族誌学的研究）

社会集団を対象にした調査方法で、文化人類学の手法である。研究者が研究対象とする集団のなかに入って行動を共にしながら対象者の言動、反応や特性などのデータ

を収集する参加観察法と、研究対象者とは直接にかかわらず、第三者的な立場で研究対象者を観察する非参加観察法がある。

エスノグラフィーではレイニンガー（Leininger MM）の研究が重要である。看護理論家レイニンガーはニューギニアで地域の人と生活しサンライズモデルを構築した。エスノグラフィーではフィールドへのアクセスとフィールドに入る前の準備が必要となる。また、フィールドノートは重要なツールとなる。フィールドノートは、エスノグラフィーのみならず質的研究全般において使用することができる。書く内容は、研究目的に沿ったものになるが、共通することは、観察する項目をあらかじめ記載しておくことである。観察は詳しい記述が必要であり、発話、非言語コミュニケーション、環境や雰囲気、観察者のコメントなどを記載する。

3）現象学と解釈学的アプローチ

現象学（phenomenology）は哲学が基盤になっている。現象学的な研究の目的は、人々の生の体験をとらえることで、人々が生きているように経験を記述することである。もう少しわかりやすく表現すると、人間の経験（事実そのもの）をとらえて記述する方法であり、実際に研究者は経験している人とかかわりながらその人にとって経験がどのような意味をもつのかを探るものである。

19世紀後半のヨーロッパでフッサール（Husserl E）は、自然科学的なものの見方に異論を唱えた。人間の経験は、自然科学のとらえている外的な環境では説明がつかないことが多く、人間の行為を理解するためには人間の環境と相互関係をみる必要性を指摘した。このフッサールの考えを引き継ぎながら、新たに解釈学的アプローチを提唱したのはハイデッガー（Heidegger M）である。看護学への影響ではハイデッガー派のベナー（Benner P）がいる。

看護では、健康問題に対する人間の反応について知見を得るための研究は重要であり、経験の意味することに着眼した研究が行われている。このアプローチの看護研究には、看護師が臨床経験を積むということはどのような意味があるのかについて探究したベナーの研究[1]がある。

パターソン（Paterson J）とズデラード（Zderad TL）の"Humanistic Nursing"[2]では、患者と看護師の関係について「いつもと変わらない関係、風景だ」ととらえるのではなく、「空間、時間、事実、現象をいつもとは違う別の角度」からみることによって、存在や関係性に対する新しい発見ができるといっている。また、ワトソン（Watson J）は現象学的アプローチの特徴について具体的に表記している。

(1) 目　的

現象学的アプローチは、対象の遭遇した体験（出来事など）をありのままに受け止めて、その本質を明確化することを目的としている。

(2) データ収集方法

データの収集方法には、参加観察、インタビュー（面接）、日記や逐語録などがある。データは対象者の過去や現在に遭遇した体験であり、記述されたものや観察したこと

から収集する。

(3) 分析および解釈

収集できたデータについて、様々な視点から眺めることが必要となり、そこでの意味づけをしていく過程が分析に相当する。概念化につながる重要な作業であり、研究者は対象者が体験したことに真剣に向き合うことが求められる。たとえば対象者の体験では、相手の立場を理解しながら共感的な視点をもつことが不可欠であり、これが条件になる。そして、研究者のこれまでに学んできた知識（諸学問領域の知識）から自分の認識していることに向き合い、それを繰り返しながら言語化・記号化していくのである。このデータ分析の過程を図Ⅳ-9 に示す。

現象学的に分析した結果を解釈していく過程において、研究者には現象学の理解と学習、体験を言語化するための訓練、対象者の立場に対する共感的視点をもつ現象学的アプローチについてのスーパーバイザーが必要となる。また、分析・解釈には時間を要することなどをわかっていなければならない。

現象学的アプローチは、量的研究では明確にできないことを探究していけるという特徴がある。たとえば、患者と看護師（看護学生）の関係性などを探求できる。看護学生は実習でプロセスレコードを記載することがある。このプロセスレコードがデータになる。筆者らは川野が開発したプロセスレコードの様式[3]を実習で用いている。看護場面の再構成を目的として、様式に基づいて「患者の言動、学生が感じた患者の思いと感じ（私が見たこと聞いたこと）」「学生の意図、言動、思い、感じ（私が考えたこと感じたこと、私が言ったこと行ったこと）」や考察などを記述する。これらを記述することで、そのときの体験を明確に収集することができる。

4) ライフヒストリー

ライフヒストリーは、対象者の生きてきたプロセスを時間的な経過をたどって展開する客観的な出来事や経験によって記述される。この調査法においては聞き取り調査法（インタビュー）がよく用いられる。人は生きている過程で様々な出来事や経験をもつ。これらの出来事をイベントとよぶ。対象者の話すイベントは点の情報であり、様々なイベントとのつながりは見えにくいが、ライフヒストリーではこれらのイベントを意味のあるものにつなげ、プロセスを記述して対象者の生きてきた人生における特徴を見出そうとする研究である。

ライフヒストリーでは時間をかけて個人の主観的見方を明らかにし、人間の行動を理解しようとする。ポイントは時間をかけて対象者の話を聞くこと、語ってもらうこ

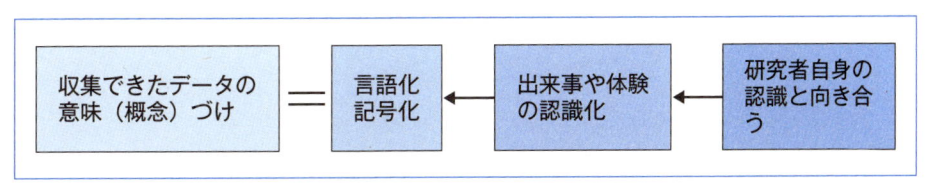

図Ⅳ-9 ● 現象学的アプローチでのデータ分析の過程

収集できたデータの意味（概念）づけ ＝ 言語化・記号化 ← 出来事や体験の認識化 ← 研究者自身の認識と向き合う

とである。個人の人生を記述するということは、簡単ではない。

5) 事例研究
(1) 定　義
　事例研究とは、「特殊と考える事例、あるいはある意図をもって試みた事例を詳細に記述説明したうえで、その事例の根拠を推論する研究である」[4]。したがって、推論が正しいか否かを確認するための研究、すなわち、次の研究課題を導くものである。

　この定義のように、特殊な事例かもしれないが、確かに存在した現象やある意図をもって試みた結果を根拠として、その事例にかかわる原理や自然界における法則性について、あるいはその事例が他に与える影響について想像、推理しようとする研究である。

(2) 研究対象となる事例
- いまだ文献に報告されていないか、特殊と考えられる（珍しい）事例
- 従来からいわれている理論を肯定すると考えられる事例
- 従来からいわれている理論を否定すると考えられる事例
- 新しい看護技術や開発した看護用具の経験事例：看護上の解決しにくいと思われる問題に対して、ある工夫によって好結果を生むことができたならば、誰でもその経験を広く紹介したくなるものである。そして、その方法の適応条件や期待される効果、あるいは予想される副作用について説明することになるであろう。
- 実態調査や分析的研究を計画するうえで、適切な調査項目を決めるための情報源として選んだ事例

(3) 事例研究と事例検討
　前述したように、事例研究は実際に経験した事例から、その背景にある普遍的法則性を推論するためになされる研究である。これに対して事例検討は、看護実践者が従来から一般的に行っている方法で看護を実施したことがうまくいかなかったり常識的な結果が得られなかった場合に、それはなぜなのかを検討することである。その主な目的は、看護の対象者に対する効果的な看護の方法を見出すためのものである。もう一つは、この事例を単なる失敗例とか苦い経験としてしまうのではなく、看護実践者が貴重な経験として心に積み重ねるためである。

　すなわち、事例検討は、看護実践者の立場でなされるものであるけれども、このような事例が事例研究の好材料でもある。したがって、この事例の背景に潜む原理や普遍的法則性を見出しながら推測していくことになるなら事例研究へと発展していく。このように考えると、事例検討は事例研究の前段階のものであると位置づけることができる。

6) KJ法（Kawakita Jirou method）
　KJ法は民族地理学者である川喜田二郎の名前から名づけられ、1968年に完成した方法である。KJ法とは、問題解決のために用いられ、混沌とした現実から極力生の

ままの素材をまとめていくものである[5]。その特徴は、データを一つ残らず生かしていくことにある。データはラベルに記載していくが、一人の人間が一つのことを訴えているように記述し、ラベル一枚一枚の訴えとその持ち味を生かしながらまとめていく。問題を解決するときに、意識的あるいは無意識のうちに何かの枠に当てはめて解決策を作成することではなく、現前の実態や状況を明らかにすることができる分析方法である。

KJ法は、質的統合法として紹介されたりしている。質的統合法[6]は、ジグソーパズルのようなイメージでバラバラな情報を統合する方法である。

KJ法の一般的な手順は、①記録（ラベルに記載）、②グループ編成（島の編成・島の表札づくり）、③図解（島同士の関連性の明確化）、④文章化（図解に基づきテーマ内容の文章化）の4段階で行われる。

(1) 記　録

テーマに沿って関連する事実をできる限り抽出し、ラベルに記載する。

(2) グループ編成

記載したラベルをランダムに配置して、意味内容に従って集め小グループに分けていく。その後、再三読み返しながらグループの意味していることを表札として要約する。その後、表札を利用して、上位のグループに分けていくが、これ以上まとめられないところまで繰り返す。

(3) 図　解

表札によって分類したグループ間の関連性を明確にする。図として平面上に表記することができる。しかし、図解ではKJ法独自の関係を示す記号が定められているため留意しなければならない。

(4) 文章化

図解できたことに対して、テーマの内容を文章で表現していく。

KJ法を看護研究の分析方法として用いることにおいて留意しておく点がある。それはKJ法の活用には、基本的な訓練や、正確な手順および方法について熟知しておくことと、観察を繰り返して新たな知見を見出していく質的な研究方法とは手順が異なっていることである。

7) トライアンギュレーション

トライアンギュレーション（triangulation）には三角測量という意味があり、科学的探求に用いられるトライアンギュレーションの根底にもこのような意味合いがある。具体的な方法は、複数の研究技法を組み合わせて仮説的推論の妥当性を高めていくことである。たとえば、量的研究と質的研究を行って、各方法論の強みと弱みを相互補完しながら研究精度を上げていく方法論的アプローチであるととらえることができる。

トライアンギュレーションの研究手法はこれまでの実証主義の科学的アプローチに代表される量的研究手法だけではなく、社会科学、哲学、現象学といった人文科学系

のアプローチとも調和させて考えていくことが必要となる。つまり、1つの方法だけで課題が解決できない場合において、典型的方法以外にそれぞれの方法の長所、短所を考え合わせて、いくつかの方法を併用して結果を出す方法（マルチメソッド）ともいえる。

質的研究において、収集できたデータの妥当性を確保していくことは、研究の成果を一般化するために重要になる。そこで、複数の研究技法を組み合わせながら妥当性のある結果を導くための方法がある。それは、研究の質の確保と評価にかかわることであるが、質的研究の質を高める方法としてのトライアンギュレーションがある。

研究を様々な視点からみるために、複数の方法を用いることが可能であり、そのうちの4つを紹介する。

① 理論のトライアンギュレーション：1つの課題に対する異なった理論的な見方を適応する。
② 方法のトライアンギュレーション：2つ以上の異なった方法を用いて、1つの方法で得られた知見を別の方法によって確かめる。
③ データのトライアンギュレーション：異なったグループ、異なった場、異なった時期からデータを得る。
④ 研究者のトライアンギュレーション：2人以上の研究者が研究を行う。

これらの考え方は有効であるが、この方法に対しての異論が存在していることも事実である。それは、1つの研究にいくつかの方法を用いることはブレンド的な研究になり、研究としての価値を損なうといった考えである。また、質的研究と量的研究では現象に対する哲学が異なっているので、相互補完にはならないという考え方もある。

看護研究においては、看護現象をとらえる研究が多く、その現象は複雑なものである。それを1つの方法でとらえることには限界があり、トライアンギュレーションを推進する考え方もある。

3. 質的研究におけるデータの収集方法

質的研究のデータ収集方法の代表的なものに面接（インタビュー）がある。インタビューは、ただ質問すればよいのではなく、その方法を熟知していなければいけない。自分が測定ツールとなるので、自分のインタビュー技術をみがく必要がある。インタビューでは、研究課題に対するデータを引き出すだけではなく、対象者に何か新しい洞察を引き出すような技術が大切である。

1）面接（インタビュー）の種類

インタビューでは、面接者と対象者の間の相互作用を重視する。面接（インタビュー）には、構造化面接、半構造化面接、非構造化面接の3種類がある。

（1）構造化面接（structured interview）

定まった項目に従って質問する面接法である。事前に準備した質問項目に沿って面

接を行う。対象者にはそれぞれ同じ質問を同じ順序（手順）で行っていく。

たとえば、患者に履歴聴取するときに用いる。「痛みはどの程度であるか」と質問して、「とても痛い」「痛い」「少し痛い」「痛くない」といった回答を対象者に選んでもらう方法である。これで、面接者の影響をコントロール（制御）することができるが、対象者の反応を方向づけしてしまうデメリットがある。

(2) 半構造化面接（semi-structured interview）

いくつか構成された質問項目を用意するが、質問の順序は対象者によって変えることができる。対象者の反応をみながら、質問を変えることができるのが特徴である。たとえば、「糖尿病という病名をお医者さんから聞いたとき、どのような気持ちでしたか」といった質問である。対象者からは様々な回答が返ってくるので、柔軟に質問を変えることができるメリットがある。

(3) 非構造化面接（open-ended interview）

前もって質問を決めず、自由に回答できる。研究課題に対する一般的な質問を行う。

2）インタビューガイド

インタビューガイドは、対象者に対してインタビューの手順（何を質問するか、どのように質問するか、質問の順番など）をあらかじめ研究者が作成するものである。

3）インタビューのポイント

インタビューでは、次のことに留意する。

(1) 誘導質問を避ける

たとえば、入院生活の患者の思いについての研究で、患者に「入院はつらいですよね。Aさん、入院生活はどうですか」といった質問をする。この質問では「入院生活＝つらい」と言っているのでバイアスがかかり、回答は「つらい」という内容が多く

ワンポイントメモ

インタビューの留意事項

個室で行う、長いインタビューは避けるなどの倫理的配慮を行う。患者が突然泣いたり、思い出すのもつらいと言ったとき、時としてはインタビューを中止することもある。精神的な面も考慮しながらインタビューをする。

質的アプローチでは、対象者に自由に語ってもらうことが重要で、さらに大切なことは回答に対してコメントをしないことである。ひたすら聞くことが大切である。対象者の言葉に対して、「それは、間違っているよ」「そんな考えはやめたほうがよい」といった受け答え方はよくない。

ライフヒストリーとフィールドノート

ライフヒストリーは、いま、そこに生きる人々が研究対象になる。ライフは生活、ヒストリーは歴史であるから、個人の人生の歴史をもとに何かを明らかにするということである。ライフヒストリー調査では、調査者である聞き手が対象者である話し手との出会いのなかで自分の人生を語ってもらい、それをもとに調査者がその個人の人生を記述するという方法をとる。このとき、対象者の語りが叙述される。その内容が書かれたノートはフィールドノートとよばれる。

なってしまう。

(2) 回答した内容にコメントをしない

たとえば糖尿病の患者に、「日頃気をつけていることについてお話ししていただけますか」と質問をして、患者が「塩分はなるべく摂らないように1日10ｇ以下にしています」と答えたとすると、これは明らかに塩分の摂り過ぎだが、この場で「多過ぎます。気をつけましょう」とは言わない。問診をしているのではないので、注意が必要である。ただし、インタビュー終了後に、担当の看護師あるいは医師から指導してもらうことは必要である。

(3) 差別用語を使わない

差別用語とは、他者の人格を個人的にも集団的にも傷つけ、蔑み、社会的に排除し、暴力性をもつ言葉である。たとえば「はげ」「裏日本」などといった言葉が相当する。

(4) インタビューの時間

時間について決まりはないが、対象者の負担を考えながら、約30分～1時間を目安にする。

(5) 研究者の役割

研究者は測定用具であるということをしっかりと認識して、調査にあたることが大切である。量的研究では、計測する器具などによってデータを得ることができるが、質的研究では研究者がデータを得ることになる。判断するのも研究者である。したがって、質的研究をする研究者は、インタビューや解析方法などについて習熟する必要がある。また、ロールプレイでのインタビュー技術の訓練などで、常にトレーニングしておく。

4. カテゴリーの生成

カテゴリーの生成にあたっては、インタビュー内容をよく読み、意味内容の類似性に基づいてデータを集積していく。集積されたデータはさらに類似性によってまとめていく。

一般的には、データからサブカテゴリー、カテゴリー、コアカテゴリーと抽象度をあげていく。サブカテゴリー名、カテゴリー名、さらにコアカテゴリー名をつけることもある。徐々に抽象度を上げた表現方法となっていく。図Ⅳ-10では、データがいろいろあることを示している。意味内容の類似性に基づいて、データを集めてAAA、BBB、CCC、DDDのように類似性に基づきデータを分類し命名していく。

また、多くのデータがある場合は、コードを作成し、カテゴリー化をする場合もある。表Ⅳ-10はその例で、長ら[7]が行ったカテゴリー化の表である。この研究では、データ→コード→サブカテゴリー→カテゴリー→コアカテゴリーと抽象度を上げている。

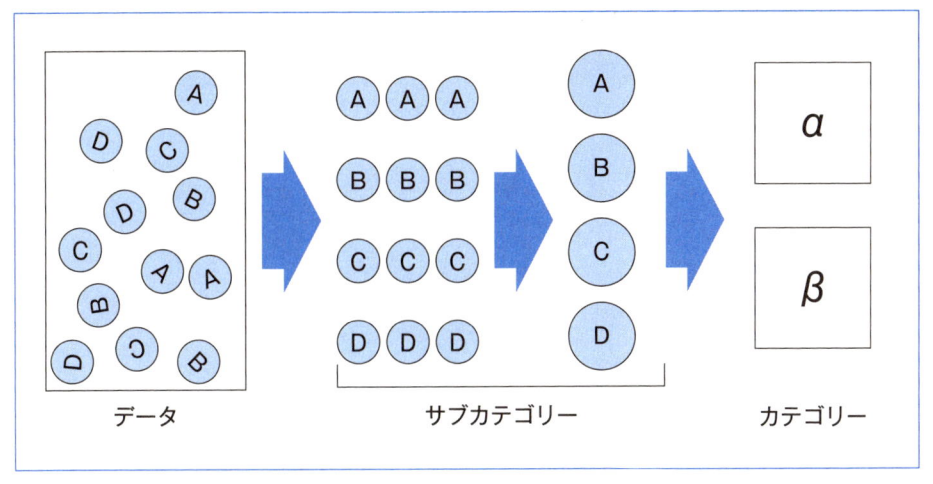

図 Ⅳ-10 ● データからカテゴリーへ

5. 質的研究の評価

質的研究は研究者自身がツールとなるために評価が難しい。ここでは質的研究のクリティークと信頼性の確保について述べる。

1）質的研究のクリティーク

質的クリティークは以下の方法で行う。
- すべての段階で理論的枠組みや方法論について明快に説明しているか
- 標本抽出方法は、一般化できるほどの数が揃っているか、あるいは包括的にされているか（たとえば、グラウンデッドセオリーでは研究対象者は最低限15人必要である）
- 根拠となるデータ（フィールドノート、インタビューのスクリプト、録音データ、書類の分析など）は検証されたか
- データの解析過程は明確に記述され、かつ理論的に裏づけられているか
- 信頼性を得るために、解析は複数の専門家で実施されているか
- 信頼性を得るために、外部のスーパーバイザー（質的研究者）が入っているか（同じ施設のスーパーバイザーに依頼することもあるが、外部の研究者のほうがバイアスを避けることができる）

2）質的研究における信頼性の確保

質的研究の内容分析においては、概念・カテゴリーの生成を行う場合が多い。たとえば、記述データから分析単位（抽出単位、記録単位、文脈単位）を定め、重要な表現および内容を抽出して集約化する過程がある。研究の目的が、現象を推測（因子探索）することであれば、データから重要な表現などを抜粋して、類似する表現や内容をまとめて抽象化（概念化）する。さらに概念を集約してカテゴリー化を目指す。そ

表Ⅳ-10 ● 男性家族員がとらえたギアチェンジの構成要素

コアカテゴリー	カテゴリー	サブカテゴリー	二次コード数
Ⅰ 理性をもちながらギアチェンジできないもどかしさ	1 がんと脅威と危機	○身近にあるがん ○告知後の受容 ○病名・余命告知への葛藤 ○告知時受けた強い衝撃：ショック・混乱・無気力 ○告知時の信じられない気持ち ○告知後の取り引きに関する心理 ○告知後誰にも相談できない苦悩	8 4 14 4 2 1 1
	2 ソーシャルサポート	○入院・治療費の負担 ○周囲のマンパワーが及ぼす影響 ○看病疲れへのサポート ○家族の役割代行機能	6 11 8 13
	3 患者から放たれていたスピリチュアリティ	○患者の心残り ○患者の周囲への思いやり ○患者の意思決定 ○患者のスピリチュアルペイン	6 7 3 7
	4 がんとの共生	○患者のがんとの闘い ○患者の代弁者	23 5
	5 がん闘病の複雑さ	○積極的な治療時期への葛藤 ○患者の死を意識する瞬間 ○思い出作り ○代替療法への期待 ○再発・転移の衝撃と冷静さ ○セカンド・オピニオンの必要性 ○夫婦の関係性 ○療養場所に対する想い	4 18 6 2 4 6 11 4
	6 死への諦めと受容	○・・・・	
	7 パートナーシップ	○・・・・	
Ⅱ 永遠の絆	8 相互作用	○相互作用	9
	9 尊厳	○死生観・哲学 ○インフォームドコンセントによる支え ○患者・家族間のファジーなコミュニケーション	15 9 12
Ⅲ レジリアンス	10 行きつ戻りつする死別後の悲嘆	○死別後の諦めきれない気持ち ○女は強く男は弱い ○日本人の死生観 ○死別後の経済的問題 ○・・・・	2 2 2 2
	11 立ち直り	○立ち直り：個人・孫・子どもの存在が生きがい ○仏壇は故人に会える象徴 ○・・・・	12 3

(長光代，落合宏，上野栄一：終末期がん患者の男性家族員が捉えたギアチェンジ．富山大学看護学会誌, 7 (2)：15-28, 2008．より引用改変)

して、それぞれの概念とカテゴリーが何を示しているのかを定義する。または、仮説の検証を目的とする場合は、概念とカテゴリーを決めて、それらがデータに出現しているのかを確認する必要性があり、この作業がコーディングである。コーディングは研究者自身が行うものではなく、複数のコーダー（コーディングを行える人）に任せられる。

これらの段階の後には、信頼性の確認を行う。分析の過程あるいは結果を導き出し

た過程において、信頼性を確保した方法について記すことが必要になる。質的研究を行った研究抄録や研究論文の研究方法には、データの収集方法および分析方法を記述しており、分析方法には必ず、どのように信頼性を確保したのかを記述することが一般的である。

　前述した現象を推測（因子探索）する場合において、研究者が導き出した概念やカテゴリーが正当であるかを確認しなければならない。研究者以外の複数のコーダーが導き出した概念やカテゴリーをもとにしながら、判別結果に関してコーダー間の一致率を算出する。仮説を検証する研究の場合においても、判別結果に関してコーダー間の一致率の算出を行う。そこで、不一致が確認された場合は、コーダー間で討議し、判断してもらうことができる。その結果をもとに研究者が概念・カテゴリーの見直しをする。

　導き出した概念・カテゴリーの出現頻度の算出をすることで、その出現頻度が高くなればなるほど、その概念・カテゴリーはサンプルを代表するものであるといえる。

　このように、信頼性の確認は質的研究である内容分析の手法を用いた研究では重要であり、抄録および論文の研究方法のなかに信頼性の確保について記述しなければならない。したがって、いずれの一致率の計算式（図Ⅳ-11）を用いたか、さらにその一致率や係数を記しておく。

　また、質的研究の手法によっては、必ずしも一致率の算出が必要であるわけではないが、研究方法にどのように信頼性を確保したのかを、わかるように表記しておく。たとえば、分析方法の記述に際しては、「意味の類似したものや相違について検討・分析できたことをコードとし、同じ意味・内容のものに分類してサブカテゴリー化した。さらに、類似性や相違性を確認して帰納的にカテゴリーを生成し、カテゴリーの概念を規定した。コード化からカテゴリー化までの検討は、複数の研究者で行い、妥当性を高めた」などと記述する。また、「分析過程において、スーパーバイザーの指

概念ごとの一致率

$$一致率（\%）= \frac{一致したデータ数}{一致したデータ数 + 一致していないデータ数} \times 100$$

・信頼性は信頼係数を算出して確認する

スコットのπ係数

$$\pi = \frac{観察された一致率（\%）- 期待された一致率（\%）}{1 - 期待された一致率（\%）}$$

クリッペンドルフのα係数

$$\alpha = \frac{1 - 観察された不一致率（\%）}{期待された不一致率（\%）}$$

図Ⅳ-11　質的研究の手法の一致率の算出方法（一致率の計算式）
％が高いほど、係数が1に近いほど信頼性が高い。

導を受けた」などを記しておく。

ただし、文章校正や信頼性の表記が必要であるからといって、信頼性の確保などに関して、やってはいないことを記述することは許されない。

6. パソコンを利用した質的研究：内容分析

コンピュータの普及によって、データ処理のスピードが格段に上がった。特に量的研究では、その恩恵は計り知れない。演算処理速度も飛躍的に発展した。看護研究では、基本的統計量はもちろんのこと、多変量解析も簡便にできるようになってきた。

パソコンはこれまで量的研究に威力を発揮してきたが、最近は質的研究にも利用できるようになってきている。質的研究では特に、生データからカテゴリーを生成するときにその効果を発揮する。ここでは、内容分析を中心にカテゴリー化の方法、量的研究をも可能にする手法について紹介する。

1) 内容分析

これまでの質的研究を概観すると、グラウンデッドセオリー、現象学的アプローチに代表されるように、カテゴリーのコーディングが重要な作業となる。具体的には、面接者が対象者にインタビューして、逐語録音したものをテキスト化し、その後カテゴリー別に分類するといった方法をとる。

内容分析は量から質へ、質から量へ、さらには帰納的、演繹的な研究が可能なミックスメソッドであり、マルチメソッドともいえる。筆者らはこの内容分析をハイブリッドメソッドとよんでいる（図Ⅳ-12）。看護研究に有用な内容分析をどう生かすかは、これからの研究にかかっている。

（1）定　義

クリッペンドルフ（Krippendorff K）は、「内容分析とは、データをもとにそこからそれが組みこまれた文脈に対して再現可能でかつ妥当な推論を行うための一つの調査技法である」[8]と述べている。内容分析ではコンピュータを用いて多くの統計解析をすることにより、多くの知見を得ることができる。

ベレルソン（Berelson B）は「表明されたコミュニケーション内容を客観的、体系的、かつ数量的に記述するための調査技法である」。また、「記述全体を文脈単位、1内容を1項目として含むセンテンスを記録単位とし、個々の記録単位を意味内容の類似性に基づき分類・命名する」[9]と定義している。また、ストーン（Stone PJ）が「内容分析は、テキストにおけるある特定の特徴を体系的にかつ客観的に同定することにより、推論を行う調査技法である」[10]と述べている。つまり、内容分析は、調査で得られたデータ（記述的データ）をもとに記録単位で分析し、分類・命名することによってある事象を客観的に明らかにすることであると定義できる。

（2）内容分析とテキストマイニング

内容分析のプロセスでは、インタビュー内容や文章をテキスト化（デジタル化）し

質的研究のデザインである内容分析では言語的データを質的データとして質的な分析ができる。また、言語的データを数量化し、量的データとして扱うことが可能になる。

```
量的研究   数値化したデータ  ──→   量的データ  ──→   統計的分析
          測定値など                              記述統計
                         ↗数量化                  推測統計
                                                検定など
質的研究   言語的データ   ──→   質的データ  ──→   質的分析
          (記述データ)                            グランデッドセオリー
                                                エスノグラフィ
                                                現象学的アプローチ
```

事例研究の位置づけ

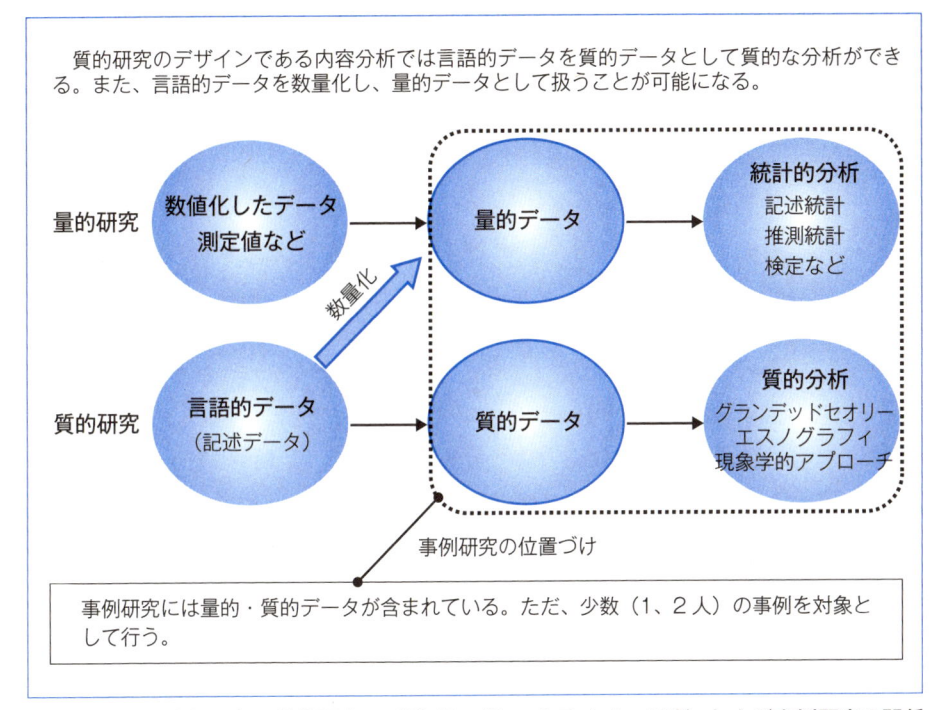

事例研究には量的・質的データが含まれている。ただ、少数（1、2人）の事例を対象として行う。

図Ⅳ-12 ● 量的研究＋質的研究のデザイン（ミックスメソッド法）および事例研究の関係

たファイルを用意することが第1ステップとなる。最近、経営学や情報処理の分野で「テキストマイニング」が活用されてきている。テキストマイニングは「蓄積された大量のデータから有効で活用可能な未知の情報を抽出すること」[11]である。テキストマイニングの適応範囲は、金融、商品開発などの経営部門、医療、遺伝子などの解析、宇宙の解明など、大変幅広く活用されている。内容分析とテキストマイニングはよく似た概念であるが、テキストマイニングでは必ずコンピュータを利用し蓄積された大量のデータを解析するところが内容分析と異なる点である。内容分析ではコンピュータも利用するが、人間の手による観察やコーディング作業が入ってくる。

(3) 内容分析の対象

ベレルソン[9]によると、分析する対象は表現されたコミュニケーション内容である。狭義の分析対象はコミュニケーションやテキスト（記述）であり、広義には内容分析の対象はコミュニケーションのみならず数量的データや画像解析などのデータをも含めたものである。看護では、コミュニケーション内容やテキスト（記述）が分析対象となる。

(4) 内容分析で明確になること

内容分析では以下のことを明らかにすることができる。

- 科学的・学術的・客観的にデータを分析することで、対象者の言葉（テキスト）に含まれる本質（特徴）をみることができる
- 自由回答文について内容分析をすることにより、個人や集団の考え方を抽出することができる

- コンピュータを用いることにより大きな対象（大量のデータ）を扱うことができ、かつ分析することができる
- 患者や看護職者の満足度調査についてのまとめができる。また、患者の満足度の影響要因について知ることができる
- 病気の要因について分析が可能である
- ある対象（個人・集団）の書いた文体の特徴（表現方法、単語の用い方）などを知ることができる
- 看護記録などのデータベースの構築に役立てることができる
- コミュニケーションを分析することにより、言葉づかいや技術の評価ができる
- 対象者（個人、集団）のあるものの考え方を抽出できる

このように、内容分析はインタビュー内容、自由記載された文章、コミュニケーション内容、文献のまとめができ、分類が可能である。小さなデータから膨大な量のデータを質的・量的に分析することが可能である。

図Ⅳ-13は、村上満らの『内容分析の手法を用いた観光客がとらえる八尾町の印象とまちづくりの視点―観光客からの1,011通の手紙を分析して―』の研究内容である。北日本新聞に掲載された研究解析[12]を引用すると、以下のようである。

　八尾町から連想する言葉は「風の盆」―。昨年9月の八尾町の「おわら風の盆」を訪れた観光客から送られてきた便りに記された語句を、同町の障害者福祉作業所を運営する社会福祉法人・フォーレスト八尾会が分析したところ、「風の盆」の登場回数が「おわら」などを上回り、観光客にとって最も印象的な言葉だったという結果が出た。同会は昨年の風の盆で全国から訪れる観光客に紙風船の形をした便せんを配り、町の印象などを書いて返送してもらう「富山八尾発！『風のたより』キャンペーン」事業を実施、22,626枚を配り1,011通が返送されてきた。

　便りに記された文章から51,841の言葉を抽出し、パソコンで分析、名詞のなかでは「風の盆」が850と最も登場回数が多く、472の「町」、340の「八尾」が続いた。「おわら」は283で7番目だった。

　形容詞では「美しい」「素晴らしい」「懐かしい」など、町や「おわら風の盆」への肯定的な表現が多かった。

　マイナスイメージでは、「残念」という表現が目立ち、「人が多過ぎて踊りや、町流しが見られなかった」などの感想が寄せられた。

　フォーレスト八尾会では「分析結果を基に、効果的な観光活性化策を提案したい」と話している。

結論として、次のことが導き出された。

- 観光客がとらえる八尾町の印象は、抽出された名詞、形容詞、動詞のどの語彙に

> **ワンポイントメモ**
>
> **内容分析の特徴**
>
> 　内容分析の手法は量的な観点からの分析を可能としているため、たとえば、2群を比較する場合には、2群間の概念・カテゴリーの出現頻度の相違を比較するために、χ^2検定を行うことができる。

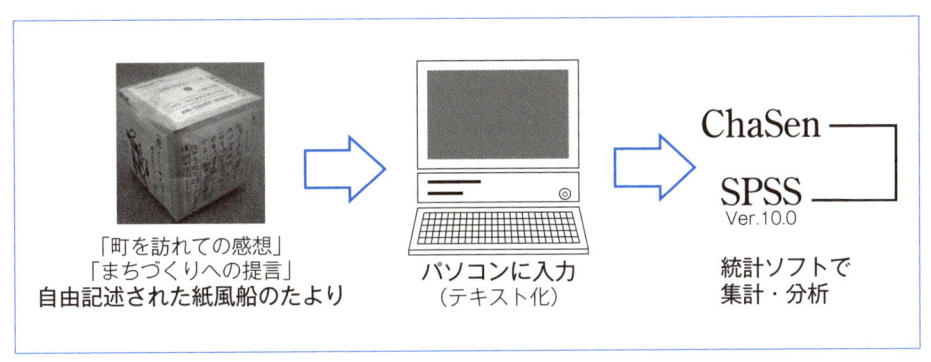

図Ⅳ-13 ● 内容分析を利用した研究の分析手順

おいても、肯定的表現が上位を占めた
- 観光客の多くは、八尾を「おわらの町」よりも「風の盆の町」として表現し、認識していた
- 「多い」「残念」にかかわる語彙には多様な表現が連動して使用されていた
- 本研究で用いた内容分析によって、町の印象や町づくりについて観光客がとらえた視点を客観的にかつ的確に把握できた
- 内容分析は自由記述などの分析に有効であり、今後、地域看護などの分野での応用が期待できる

2）質的研究をパソコンで処理する方法

質的研究では、インタビュー内容や自由記載文をカテゴリー化して分析する。そのステップを図Ⅳ-14、表Ⅳ-11に示す。

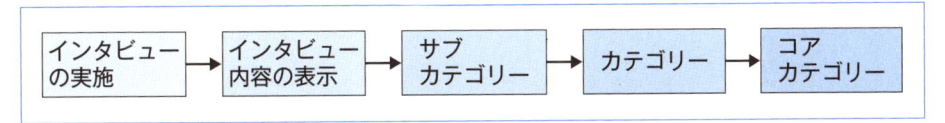

図Ⅳ-14 ● インタビュー内容からのカテゴリー化の手順

表Ⅳ-11 ● インタビューからのカテゴリー化

第1ステップ：インタビューの実施（研究目的に沿ったインタビューを対象者に実施する）
第2ステップ：インタビュー内容の表示（インタビュー内容をパソコンに打ち込む）
第3ステップ：パソコン上で、記録単位である一文脈を内容の類似性に沿ってまとめる
第4ステップ：内容の類似性に沿ってまとめた文章を命名する（サブカテゴリー化）
第5ステップ：サブカテゴリーをよくみて、類似性に沿ってまとめていく（カテゴリー化）
第6ステップ：カテゴリーをよくみて、類似性に沿ってまとめていく（コアカテゴリー化）。類似性がない場合は、第5ステップで終了とする

(1) カテゴリー化

カテゴリー化は、パソコンに打ち込んだインタビュー内容をプリントアウトして、それを読むことから始める。文章をよく読み、重要な語句には赤線を引く。そして、類似性のある文章を抽出する。そのヒントはキーワードである。パソコンでキーワードを検索しキーワードに色をつけることも可能であり、この作業自体でカテゴリー化を早く進めることができる。

パソコンの検索機能を使ったインタビュー内容の整理を、例をもとに説明する。

> **看護師**：病名を知ったときの最初のお気持ちはいかがでしたか。
> **患　者**：「やっぱり」という感じでした。でもすぐに受け入れることができず、もしかしたら間違っているのではないかといった気持ちになりました。親戚にも家族にも「本当か」と言われて、もしかしたらそうじゃないかもしれないって、思ったことも事実ですね。いろいろな本を読んだり、違う医者にもいって確認したことがある。でも、これは、受け入れるしかないと思いましたね。入院してから1週間ほどたってからですがね。今考えると、気持ちに余裕がなかったのですね。
> やっぱりと思ったのは、私の家系には同じ病気の親戚がいるからなんでね。それで、そういうふうに思ったのですね。
> それから、病名を聞いたときには、親戚に何て説明しようかとか、近所にどう説明しようかとか、職場に何と言おうかとかいろいろと考えまして、身体的な痛みというよりは、精神的な悩みが多かったですね。やっぱりと思ったことで、何か気が抜けた感じがしました。

解析で重要なことは、研究目的が何かである。「告知後の患者の思い」というテーマだとすると、上記の文章のなかで、「やっぱり」といった表現が気になる。また「親戚」といった言葉も気になる単語である。このようなときは、検索語を「やっぱり」「親戚」と入れる。

この例では、字数が少ないのでキーワードは少ないが、実際は数十語も出てくることがある。

この「やっぱり」に注目すると、以下の文章が抽出できる。

>「「やっぱり」という感じでした。でもすぐに受け入れることができず、もしかしたら、間違っているのではないかといった気持ちになりました。」
>「やっぱりと思ったのは、私の家系には同じ病気の親戚がいるからなんでね。それで、そういうふうに思ったのですね。」
>「やっぱりと思ったことで、何か気が抜けた感じがしました。」

これらの文章は、告知後の患者の心理状態をよく表しているので、ほかにもキーワードをもとに文章を抽出していく。ただ、単に単語に注目するのではなく、文章の内容をみることが大切である。

質的研究で必要なソフトとしては、ワードプロセッサ、ChaSen ソフト（茶筌 (ChaSen、Wincha：Windows 版)）、KWICFinder ソフトがある。ChaSen は、文章を形態素に分解する。形態素とは、文章の要素のうち意味をもつ最小単位である。たとえば、『私は病院へ行く。』は「私は」「病院」「へ」「行く」「。」というように

分割できる。

図Ⅳ-15 は、ChaSen ソフトの初期画面である。一番上に分析するテキストを入力あるいは、コピーペースト機能で入れる。

(2) 解析事例

次に、解析事例を示す。

> 「やっぱり」という感じでした。でもすぐに受け入れることができず、もしかしたら、間違っているのではないかといった気持ちになりました。

上の文章を分析した結果は、図Ⅳ-16 のようになる。

詳細な分析方法は以下の手順で進める。

① 電子テキスト化
② テキストファイルを茶筌（ChaSen、Wincha; Windows 版）で分析する
③ 解析された内容をエクセルにペーストする
④ エクセルデータを work sheet 4.0 で保存する（これは、SPSS で処理するために行う。SPSS ではエクセル work sheet4.0 を読み込むことはできるが他の拡張子では読み込むことができない）
⑤ SPSS でエクセルを開く（単語の集計などに SPSS を用いる）
⑥ 記述統計で単語の種類を集計する
⑦ 頻度順に単語を並べ替える
⑧ 名詞、動詞、カタカナ語を頻度順位に抽出する
⑨ 上位頻出単語を分類する
⑩ 重要動詞を抽出し、連動する語句の解析を行う

このような手順に従って行うことで、図Ⅳ-17 に示すような解析が可能となる。

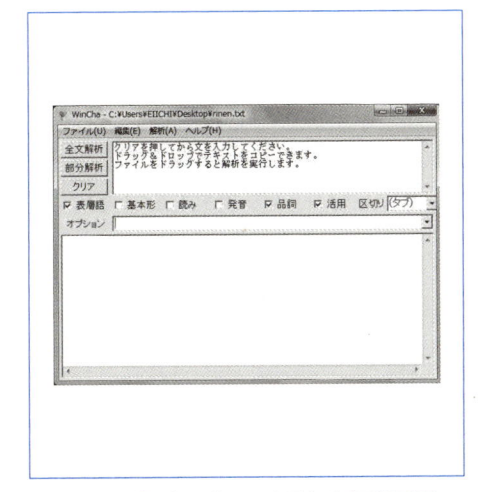

図Ⅳ-15 ● ChaSen ソフトの初期画面
図の下の空白部分に分析対象文章を入れる。

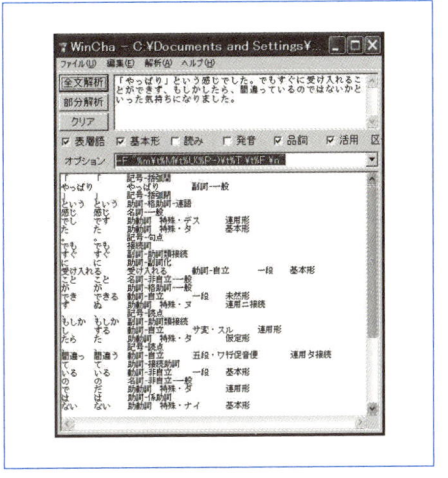

図Ⅳ-16 ● 解析結果

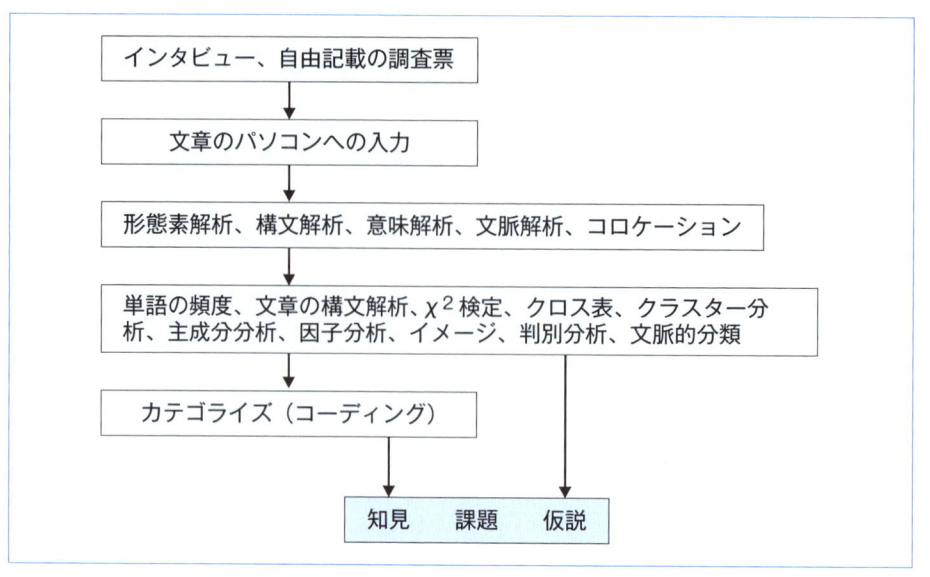

```
┌─────────────────────────────┐
│  インタビュー、自由記載の調査票  │
└─────────────┬───────────────┘
              ↓
┌─────────────────────────────┐
│     文章のパソコンへの入力      │
└─────────────┬───────────────┘
              ↓
┌─────────────────────────────────────────────┐
│ 形態素解析、構文解析、意味解析、文脈解析、コロケーション │
└─────────────┬───────────────────────────────┘
              ↓
┌─────────────────────────────────────────────┐
│ 単語の頻度、文章の構文解析、$\chi^2$検定、クロス表、クラスター分 │
│ 析、主成分分析、因子分析、イメージ、判別分析、文脈的分類 │
└─────────────┬───────────────────────────────┘
              ↓
┌─────────────────────────────┐
│    カテゴライズ（コーディング）   │
└───────┬─────────────┬───────┘
        ↓             ↓
   ┌─────────────────────┐
   │  知見　課題　仮説    │
   └─────────────────────┘
```

図Ⅳ-17 パソコンを利用した解析手順（内容分析）

7. インタビューのスクリプト表記と分析方法

　インタビューで集めたデータの表記（実際の会話の表記）をトランスクリプトという。トランスクリプトには、写し、転写物、筆記、謄本、複写（記録・口述・録音）を清書したものといった意味がある。また、スクリプトは「話した内容の記述」で、手書き、筆記体活字、せりふ、台本という意味がある。本稿では、トランスクリプトをスクリプトとして表記する。

　研究を進めるうえで、音声のテキスト化はなくてはならない有用な方法である。電子テキスト化とは、ワードなどのファイルに文章として入れることである。一昔前までは、質問後に対象者との会話内容を思い出して書き留めたものであるが、今ではテープレコーダーやICレコーダーが活用される。ICレコーダーは、パソコンにファイリングできるのが特徴である。音声をパソコン上で「wave」形式にすることができる。こうすることによって、必要な箇所を何度でも聞くことができる。

　音声をとるときの倫理的配慮として、対象者の同意を得ることと、研究が終了したらデータは必ず消去することである。

1）スクリプト表記
（1）スクリプト表記の実際

　インタビューのスクリプト表記の実際を下記に示す。研究用にスクリプト表記を用いる場合は工夫が必要である。

　研究テーマは、看護師のキャリア志向についてである。ここでは半構成的面接法を用いる（本稿を作成するにあたり、看護師Eさんに協力を得ている）。なお、スクリプト表記にあたっては、ICレコーダーなどのデバイス（機器）を用いることで、より明確になる。なお、スクリプト表記は、1人の面接が終了した時点でテープ起こし

をする。

面接日：200X 年○月○日　午後 1 時～午後 1 時 30 分
場所：面接室（個室）

研究者：こんにちは。私、上野と申します。本日は、研究に協力していただいたことに感謝します。
看護師：ええ、どうぞ。私でよかったら。（手で椅子を指さす）
研究者：それでは、よろしくお願いいたします。
　　　　以前にもお話いたしましたように、今日は、E さんの看護師としての生きがいについてうかがいます。
看護師：はい、どうぞ。（笑顔）
研究者：最初に、どういった分野がご専門ですか。
看護師：糖尿病です。今、病棟は第一内科です。
研究者：学校はどこをご卒業されたのですか。
看護師：○○看護大学です。専攻は、成人看護学領域でした。はじめから糖尿病をやりたくて入ったわけではないのです。まず最初は、呼吸ケアに関心をもっていました。特に、慢性閉塞性肺疾患の看護に興味をもっていました。（自信満々で話す）
研究者：そうですか。今、糖尿病療養指導士としてご活躍しておられますが、糖尿病療養指導士を目指したきっかけはどのようなものだったでしょうか。
看護師：そうですね……。糖尿病療養指導士になってかれこれ 5 年たちますが、きっかけは日本糖尿病学会に参加してからですね。
研究者：発表されたのですか。
看護師：いえ、そのときは参加させていただいただけなの。学会自体行くのが初めてで、勉強したい気持ちで参加したのです。（笑顔）
研究者：何を勉強したかったのですか。
看護師：患者さんのやる気に関する研究についてです。
研究者：それでは、糖尿病教育のセッションですね。
看護師：そうなの。ちょうどその学会で私の友人 T さんが発表することになっていました。テーマは、患者の自己効力を上げるための研究だったと思います。（手を頭に当てて考えながら話す）
研究者：それはどのような研究だったのですか。
看護師：詳しくは覚えてはいませんけれども、担当の看護師さんがどうしたら糖尿病の患者さんに食事療法、運動療法を習慣づけられるかといった研究でした。私は大変興味があったのです。なぜなら、私の担当の患者さんで私が食事療法のことや運動療法のことを話すと、いつも「わかりました」とは言うのですが、なかなか実行してくれない人がいるのです。とても几帳面な人なのですが……。（困った顔をしている）
　　　　せっかく教えてもやってくれないのでは私もやる気が出なくて……。これじゃいけないと思って、学会に行ったのです。（笑顔に戻る）
研究者：そうですか。
看護師：何か方法はないかなって思って、学会に行ったのです。
研究者：何か得られましたか。
看護師：多くの学びを得ることができました。（語気やや強め、笑顔で話す）
　　　　　　（中　略）
研究者：本日は、ありがとうございました。
看護師：いいえ、どういたしまして。

上記は、テープをそのまま起こした例である。一般的に面接内容をスクリプト表示する場合は、研究者、対象者、研究者、対象者…と交互に記載するのが基本である。これだけでも、かなりの情報を読み取ることができるが、研究に用いるスクリプト表記は分析を意識して作成することが大切である。スクリプト表記では、対象者の会話内容を重視する。表記において、表の枠組み（フォーマット）は、特に決まりはないが、表Ⅳ-12に示すように、時間、会話内容（研究者、対象者）と書くのが一般的である。また、観察項目を記述することも可能である。観察項目には、非言語的なメッセージを記載する。また、時間を記載することで、臨場感が出る。上記の例の（　）内は観察事項を書いている。（　）内に非言語的メッセージを記載することで、その場の面接がよみがえる。

(2) 時間と観察項目を入れたスクリプト表記

観察項目を入れることで、より具体的な分析ができる（表Ⅳ-12）が、メモに時間がとられるために、ぎこちない面接になることがある。面接後、すぐに書くのがよい。

(3) 会話内容に番号を振るスクリプト表記

会話内容に番号を振ることで、後で分析する際に役立つ。表Ⅳ-13のように先頭に番号をつけたり、表Ⅳ-14のように文章の末尾につけるのも可能である。

2) 分析方法

スクリプト表示をもとにして、分析していく。

(1) キーワードの抽出

キーワードは、概念化するうえでの第一歩である。印刷紙にボールペンなどを用いて記載する方法もあるが、パソコン上でアンダーラインを引いたり色を変えたりして

表Ⅳ-12 ● 時間と観察項目を入れたスクリプト表記

時間	会話内容	観察項目	備考
13:00	患者「だるい」	臥床したまま	開始
13:30	患者「ここが痛い」	頭を押さえながら話す	終了

表Ⅳ-13 ● 会話内容に番号を振るスクリプト表記 (1)

時間	NO	会話内容	観察項目	備考
13:00	1			開始
	2			
13:30	3			終了

表Ⅳ-14 ● 会話内容に番号を振るスクリプト表記 (2)

時間	会話内容	観察項目	備考
13:00	対象者：眠れないの。(1) 研究者：……(2) 対象者：……(3)		開始
13:30			終了

キーワードを抽出する。

また、文章全体を抽出するときにも、アンダーラインなどを引いていく。

> [例]
> 私の担当の患者さんで私が食事療法のことや運動療法のことを話すと、いつも「わかりました」とは言うのですが、なかなか実行してくれない人がいるのです。

(2) カテゴリーの生成

筆者が実践しているのは、インタビュー内容を右に、カテゴリー生成表を左に配置する（表Ⅳ-15）方法である。なるべく大きな画面のほうが効率よく作業ができる。会話内容には、研究目的に沿った「意味内容のある文章」を入れていく。実際の表は、A4用紙1枚サイズで表現する。

3) スクリプト表記の具体的な表示

(1) 代表的なスクリプト表記

スクリプト表記にはたとえば、表Ⅳ-16に示すようなものがある。看護研究では、会話内容は「　」を入れて書くが、より細かなスクリプト表記をすることで、具体的

表Ⅳ-15 ● カテゴリー生成表

コアカテゴリー	カテゴリー	サブカテゴリー	コード	会話内容

枠内にはカテゴリー名が入る。

表Ⅳ-16 ● スクリプト表記の例

代表的なスクリプト表記	?	疑問符　語尾の音が上がっていることを示している	
	: :	直前の音がのばされていることを示している	
	!	感嘆符は、躍動的な音調を表す	
	[	角括弧　発話が重なっていることを示す	
	=	途切れなく言葉もしくは発話がつながっていることを示す	
	( )	丸括弧　何か言葉が話されているが、はっきり聞き取れないことを示す	
	(数字)	数字の秒数だけ沈黙があることを示す	
	(( ))	そのつど必要な注記であることを示す	
	hhh,haha	笑いなど呼気音を示す	
	──	言葉がのびていることを示す	
発話の同時表記	[[	2人の話し手が、同時に発話するときは、二重の角括弧（[[）によって示される	
沈黙（間合い）	(.)	音声が途絶えている場合は、その秒数がほぼ0.2秒ごとに（ ）内に示される。0.2秒以下の短い間合いは、( ) 内にピリオドを打った記号、つまり（.）という記号によって示される	え、(.) どこですか？

表 Ⅳ-16 ● スクリプト表記の例（つづき）

音声の引き延ばし	：：	直前の音がのばされていることを示すのに用いる	このあいだ::::: は、五時:: 半ぐらいまででしたね
呼気音・吸気音・笑い	h	呼気音は、hh で示される。h の数はそれぞれの音の相対的な長さに対応している。	どれだろう？ hhhh
	.h	吸気音は .hh で示される。h の数はそれぞれの音の相対的な長さに対応している	.hh 忙しくて行けないっ::す::
	言(h)	呼気音の記号は、笑いを表すのにも用いられる。特に笑いながら発話が産出されるときは、呼気を伴う音の後に (h) を挟むことで示される	だれだろう？ hhhh
音の強さ・大きさ	下線	音の強さは下線によって示される	三時五十五分
強調		強勢の置かれた場所は音が高くなる。強調は、太字体、もしくは傍点で示される	それは、**私の**
音調（イントネーション）	、?¿	語尾の音が下がって区切りがついたことはピリオド(.)もしくは句点（。）で示す 語尾の音が上がっていることは疑問符（?）で示す 語尾の音がいったん上がった後にまた下がる（もしくは平坦になる）ときは逆疑問符（¿）で示す 音が少し下がって弾みがついていることはカンマ (,) もしくは読点（、）で示される	もしもし:::? はーん:¿
	↓↑	音調の極端な上がり下がりは、それぞれ上向き矢印（↑）と下向き矢印（↓）で示される。	
話すスピード	＞ ＜	発話のスピードが目立って速くなる部分は、左開きの不等号と右開きの不等号で囲む	＞おぼ(h)えてるっていうか、おぼえてるじゃないよ＜、あのね::、
	＜言葉	急いで押し出されるように発言が始まるときは右開きの不等号（＜）を発言の冒頭に付す	
声の質	＃ ＃	声がかすれている部分は、＃で囲む	＃へえ:＃
注記	(( ))	発言の要約や、その他の注記は二重括弧で囲まれる	hh ((咳こむ))
文章のマーカー		文章にマーカーをつけることは、質的研究では欠かせない。研究者の好みもあるが、基本は重要と思った箇所を蛍光ペンなどでマークすることである。こうすることで分析がしやすくなる。一昔前は印刷した紙媒体にマークしていたが、現在パソコン上で色をつけることもできる。	
同時発語	[[	2 人の話し手が同時に発話を開始するときは、二重の角括弧（[[）によって示す	
重複	[	複数の参与者の発する音声が重なり始めている時点は、角括弧（[）によって示す	
	＊	重複の表記法に用いる	あ、そう、そう＊ そうだ＊、そうだよ＊
時間的間隔		（ ）内に 1/10 秒で記載するものである。 また、－ － － － － ＋ のように－が 1/10 秒、＋は 1 秒の区切りで表す。 ・は 1/10 秒そこそこの間隔である	．
聞き取り困難	( )	聞き取り不可能な個所は、( ) で示す。空白の大きさは、聞き取り不可能な音声の相対的な長さに対応する	
言葉の途切れ	言―	言葉が不完全なまま途切れていることは、ハイフンで示される	どれだろう―やっぱりさ::、

に会話の分析ができる。

(2) スクリプト表記の様々な種類

スクリプト表記には様々な表記方法があるが、研究目的によって表示の方法も異なる。特に、特殊な記号を使う場合は、注記などの解説を入れる。

(3) 字体による表現方法

看護の質的研究では、対象者の会話内容を、斜体、行書体、" "などの記号を用いて表現することがある。

❶ 斜 体

> *何か方法はないかなって思って、学会に行ったのです。*

❷ 行書体

> 何か方法はないかなって思って、学会に行ったのです。

❸ " " の記号による

> "何か方法はないかなって思って、学会に行ったのです。"

(4) ライフヒストリーにおける表記

ライフヒストリーでは、時間の系列を重要視する。また、人生のなかでのイベントに注目する。たとえば、小学校から大学のときに起こった特別の出来事（自身の入院、家族の入院、転勤、両親の離婚など）について、イメージして線をつなぐ作業をしていく。

ライフヒストリーは量的研究ではなく質的研究であるが、概念的には、図Ⅳ-18

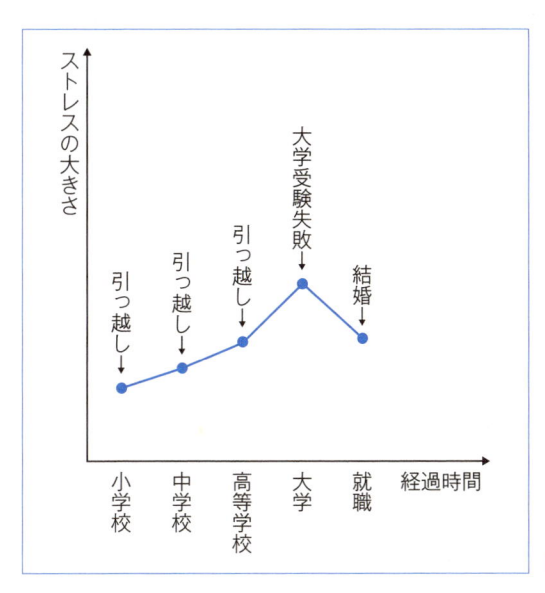

図Ⅳ-18 ● ストーリー展開の概念図

のように頭の中で描き、実際に書いてみるとストーリーの展開が明確になる。実際には、このような図は論文には記載しないが、論文作成上有用である。ライフヒストリーの表記は、スクリプト表記となる。

引用文献

1) パトリシア・ベナー，ジュディス・ルーベル／難波卓志訳：現象学的人間論と看護．医学書院，1999．
2) ジョセフィーヌ・G・パターソン，ロレッタ・T・ズデラード／長谷川浩訳：ヒューマニスティックナーシング．医学書院，1983．
3) 川野雅資編：精神看護臨地実習．医学書院，2005．
4) 緒方昭，他：看護研究への招待 改訂第5版．金芳堂，2008．
5) 正木治恵：看護学研究における質的統合法（KJ法）の位置づけと学問的価値．看護研究，41（1）：3-48，2008．
6) 川喜田二郎：KJ入門テキスト4.0．KJ法本部，川喜田二郎研究所，1997．
7) 長光代，落合宏，上野栄一：終末期がん患者の男性家族員が捉えたギアチェンジ．富山大学看護学会誌，7（2）：15-28，2008．
8) Krippendorff／三上俊治，他訳：メッセージ分析の技法—「内容分析」への招待．勁草書房，2003．
9) Berelson B／稲葉三千男，他訳：内容分析．みすず書房，1957．
10) Stone PJ：The general inquirer：A computer approach to Content Analysis. MIT Press, Cambridge, 1966.
11) キャベナ P，他著／河村佳洋，他訳：データマイニング活用ガイド—概念から実践まで．エスアイビーアクセス，2000．
12) 北日本新聞：地元の社会福祉法人調査—観光客の便りをもとに．北日本新聞社，2003年7月16日．

参考文献

1) 一ノ山隆司，上野栄一：幻聴に苛む患者の自己対処行動を支えるための心理教育的アプローチ．日本看護科学学会学術集会講演集27回，p.495，2007．
2) 下山晴彦：事例研究．下山晴彦，丹野義彦編，臨床心理学研究 講座臨床心理学2．東京大学出版会，2001．
3) Morse JM, Niehaus L, Wolfe RR：看護研究におけるミックスメソッドの利用．インターナショナルナーシングレビュー，p.61-66，2005
4) Strauss A：Qualitative analysis for social scientists. Cambridge University Press, Cambridge, 1987.
5) Glaser B：Basics of grounded theory analysis. Sociology Press, Mill Valley, CA, 1992.
6) 木下康仁：グラウンデッド・セオリー・アプローチ—質的実証研究の再生．弘文堂，1999．
7) 中野卓，桜井厚編：ライフヒストリーの社会学．弘文堂，1995．
8) 上野栄一：内容分析とは何か—内容分析の歴史と方法について．福井大学医学部研究雑誌，9（1-2）：1-18，2008．
9) 上野栄一：内容分析の歴史と質的研究の今後の課題．富山医科薬科大学看護学会誌，5（2）：1-18，2004．
10) 鈴木裕久：臨床心理研究のための質的方法概説．創風社，2006．
11) 一ノ山隆司，上野栄一：絵本を利用した学生の授業評価—読後感想文の分析を試みて．日本看護研究学会雑誌，29（3）：316，2006．
12) 神保浩子，重松理恵，小林幸子，上野栄一：データマイニングによる研究テーマからみた院内看護研究の特徴と傾向．日本看護研究学会雑誌，30（3）：107，2007．
13) 加藤直美，横山真代，長光代，小林春奈，上野栄一：乳がん患者の患者会における満足度と乳がん告知後の不安内容の変化．日本看護研究学会雑誌，30（3）：240，2007．
14) 北林正子，上野栄一，広上真里子：内容分析による最近の糖尿病に関する看護の研究の動向．糖尿病，46（臨時増巻）：242，2003．
15) 村上満，上野栄一：内容分析の手法を用いた観光客がとらえる八尾町の印象とまちづくりの視点—観光客からの1,011通の手紙を分析して．日本看護研究学会雑誌，26（3）：444，2003．
16) 上平悦子，他：精神看護学実習におけるプロセスレコードの分析．奈良県立医科大学医学部看護学科紀要，2：34-39，2006．
17) 上野栄一，他：日本の47都道府県における病院の経営理念の特徴．日本看護研究学会雑誌，31（3）：108，2008．
18) 一ノ山隆司，他：入院中の統合失調症患者を支える家族の日頃の心理的負担に関する研究．共創福祉，3（2）：21-30，2008．
19) ジョージ・サーサス／北沢裕，小松栄一訳：会話分析の手法．マルジュ社，1998．
20) 西坂仰：認識と文化13 相互行為分析という視点．文化と心の社会学的記述．金子房，1997．
21) 好井裕明，山田富秋，西坂仰編：会話分析への招待．世界思想社，1999．
22) 桜井厚：インタビューの社会学—ライフストーリーの聞き方．せりか書房，2002．
23) 菅原和孝：サンの会話構造—長い語りを中心に．田中二郎・掛谷誠（編）ヒトの自然誌．p.107-135，平凡社，1991．
24) 菅原和孝：一つの声で語ること—身体とことばの『同時性』をめぐって．菅原和孝，野村雅一（編），コミュニケーションとしての身体．大修館書店，p.246-287，1996．
25) 菅原和孝：会話の人類学．京都大学学術出版会，1998．
26) 串田秀也：会話におけるトピック推移の装置系．現代社会理論研究，4：119-138，1994．

27) 串田秀也：トピック性と修復活動―会話における「スムーズな」トピック推移の一形式をめぐって．大阪教育大学紀要，44（1）：1-25，1995．
28) 串田秀也：統語的単位の開放性と参与の組織化（1）―引き取りのシークエンス環境．大阪教育大学紀要，50（2）：37-64，2002．
29) 串田秀也：統語的単位の開放性と参与の組織化（2）―引き取りにおける参与の交渉．大阪教育大学紀要，51（1）：43-66，2002．
30) 西阪仰：心と行為―エスノメソドロジーの視点．岩波書店，2001．
31) 西阪仰：電話の会話分析―日本語の電話の開始．山崎敬一（編），実践エスノメソドロジー入門．有斐閣，2004．
32) 西阪仰：エスノメソドロジー的相互行為分析の展開．勁草書房，2008．

第 V 章

データの分析と尺度開発

1-1 データの分析

1. 基本統計量

　量的研究では、測定された個々のデータを基本統計量としてまとめて表現し、データの分布に適した代表値で仮説を検証する。

　基本統計量には、中心性を表すものとばらつきを表すもの、全体の特徴を表すものがある。基本統計量は代表値ともよばれ、次のものがある。
- 最大値：データの中で最も大きな値を示す。
- 最小値：データの中で最も小さな値を示す。
- 範囲：最小値と最大値の差を示す。
- 分散：データのばらつきを示す。
- 標準偏差：分散の平方根である。
- 四分位：箱ひげ図で示される。

1) 中心性の指標

　中心性を表す指標としては、平均値、中央値、最頻値などがある。

❶ 平均値

　平均値は、各観測値の合計値をデータ数で割った値である。統計解析ソフトSPSSで処理すると表 V-1 のような結果が表示される。

❷ 中央値

　観測値の最低値～最高値までを順番に並べた場合の中央の値である。

　たとえば、観測値が奇数個ある場合、[1、3、5]の中央値は3となる。

　偶数個ある場合［1、3、5、8］では、真中の値は3と5であるので、3 + 5 = 8を2で割った4が、中央値となる。

❸ 最頻値

　最頻値は、全データのなかで最も頻回に出現する値である。たとえば、車のナンバー

表 V-1 ● SPSSによる基本統計量の表示例

変数	度数	範囲	最小値	最大値	平均値	標準偏差
身長	10	53	140	193	169.6	18.77
体重	10	50	45	95	67.9	15.79

を10台数えて1の位のみのデータをとったとする。その値は、[1、4、5、5、5、5、6、7、2、8]だったとすると、最頻値は一番多い5となる。

2）ばらつきの指標

ばらつきを表す指標としては、最大値、最小値、範囲、分散、標準偏差、四分位などがある。最大値、最小値、範囲などは、度数分布表あるいは度数分布図を描くことによってデータのばらつきがある。

❶ 度数分布表

変量をいくつかに区分して、それぞれの個数を記載した表のことを度数分布表といい、グラフ化したものを度数分布図という。度数分布表や度数分布図（グラフ）により、グラフの中央部分（平均値）から離れているデータが多いときはデータのばらつきが多いことを示す。また、逆に中央に集まっているデータが多いほど、ばらつきが小さいことを表している。

❷ ヒストグラムと正規分布

性別、職業別、年齢階級別、学歴別など質的変数は棒グラフで度数分布を表す。量的変数は等区間幅ごとの度数分布をヒストグラムにして表す。

正規分布（normal distribution）はデータの平均値を中心にして左右対称になる分布を示す。両裾が無限大に広がる連続した対称性の度数分布で、平均値・最頻値（データのなかで一番多い値）・中央値が同一で、分布の型は平均値と標準偏差で決定される特徴をもつ（図V-1）。

非正規分布の場合は、箱ひげ図（図V-2）にして中央値、最大値、最小値、最頻値をみる。四分位（25〜75％値）間の範囲は、データの中心部分50％の範囲を示す。

箱ひげ図では、分布の中心やばらつきの程度をみたり、対称性や非対称性のチェックができる。

3）全体的特性を表すもの

全体的特性を表すものには尖度と歪度がある（図V-3）

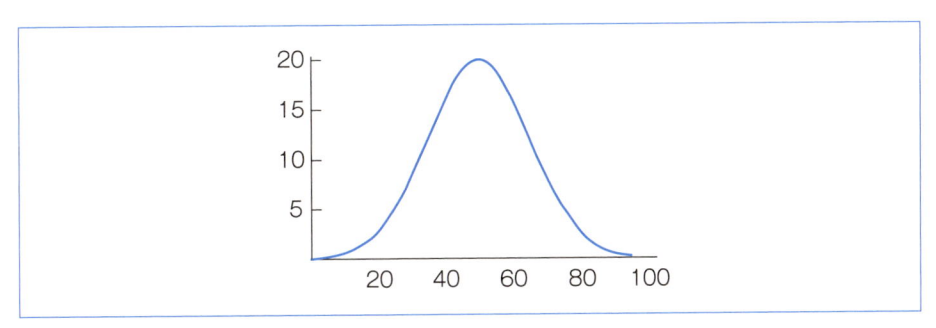

図V-1 ● 正規分布の度数分布曲線

図 V-2　身長と体重の箱ひげ図

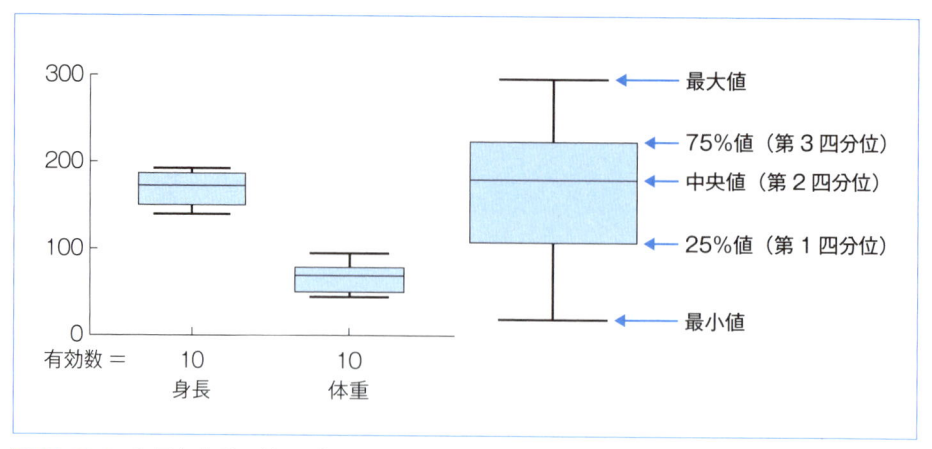

最大値：測定値の中で最も大きい値。
75%値：第3四分位ともいう。第3四分位は、分布の左側から相対頻度の合計が75%になる値である。
中央値：測定値の中での中央に位置する値。
25%値：第1四分位ともいう。第1四分位は、分布の左側から相対頻度の合計が25%になる値である。
最小値：測定値の中で最も小さな値。

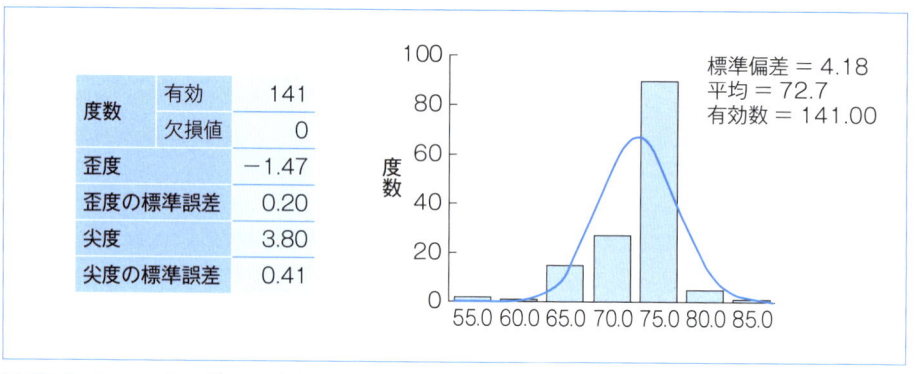

度数	有効	141
	欠損値	0
歪度		−1.47
歪度の標準誤差		0.20
尖度		3.80
尖度の標準誤差		0.41

標準偏差 = 4.18
平均 = 72.7
有効数 = 141.00

図 V-3　テストの結果の度数分布と正規分布曲線

❶ 尖度

　度数分布曲線の尖り具合をみる。天井効果ともいう。正規分布かどうかを判定するときに用いる概念。

❷ 歪度

　度数分布曲線の裾（すそ）の広がり具合をみる。フロア効果ともいう。尖度と同様に正規分布かどうかについて判定するときに用いる。

　尖度と歪度の両者を併せて、天井・フロア効果ともよぶ。

> **ワンポイントメモ**
>
> 棒グラフと折れ線グラフの使い分け
>
> 棒グラフ (bar diagram) は離散型データの頻度分布を表現するときに用いる図である。一方、折れ線グラフ (line graph) は変数の時間的変化を表現するときに用いる図である。

4）相 関

図 V-4 は、身長と体重との関係についてみた散布図であり、相関係数を算出すると $r = 0.870$（$p < 0.001$）となっている。身長と体重の間には、強い相関のあることがわかる。この相関の意味するところは、身長が増えるに従って、体重が増えているということである。

相関係数は、2変数の関係の強さを表す。±1 に近づくほど強い相関があると表記する。相関には、相関係数がゼロに近い無相関、正の相関（最大で＋1）、負の相関（最大で－1）がある。

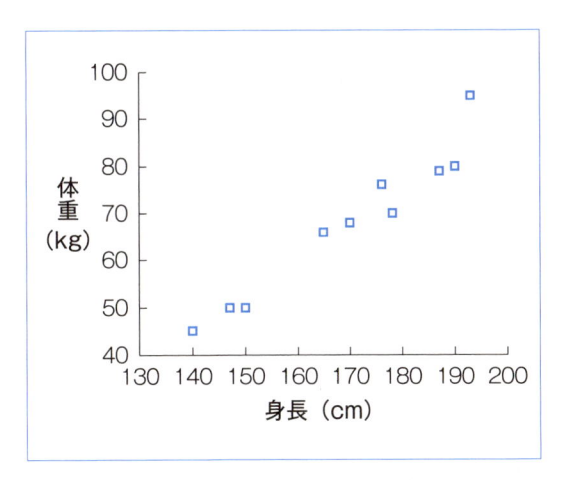

図 V-4 ● 身長と体重の関係の散布図

---

column 統計・研究手法を学ぶための参考図書

統計学の基本的知識を確実にするために
- 大木秀一著『基本からわかる看護統計学入門』医歯薬出版（2008）
- 中村好一著『医療系のためのやさしい統計学入門』診断と治療社（2009）

アンケート調査をするときの基礎的統計技術
- 中野正孝著『新版 看護系の統計調査入門』真興交易医書出版部（2003）
- 菅 民郎著『らくらく図解 アンケート分析教室』オーム社（2007）

学術論文の統計処理が理解できるために
- 中村好一著『論文を正しく読み書くためのやさしい統計学 改訂第2版』診断と治療社（2010）
- 浜田知久馬著『学会・論文発表のための統計学―統計パッケージを誤用しないために』真興交易医書出版部（2000）

SPSS による多変量解析の技術指南書
- 対馬栄輝著『SPSS で学ぶ医療系多変量データ解析』東京図書（2008）

統計学・疫学用語辞典
- 鈴木義一郎著『現代統計学小事典』講談社ブルーバックス（1998）
- John M Last 編 日本疫学会訳『疫学辞典 第3版』日本公衆衛生協会（2000）

出口洋二（福井大学医学部看護学科）

第Ⅴ章　データの分析と尺度開発

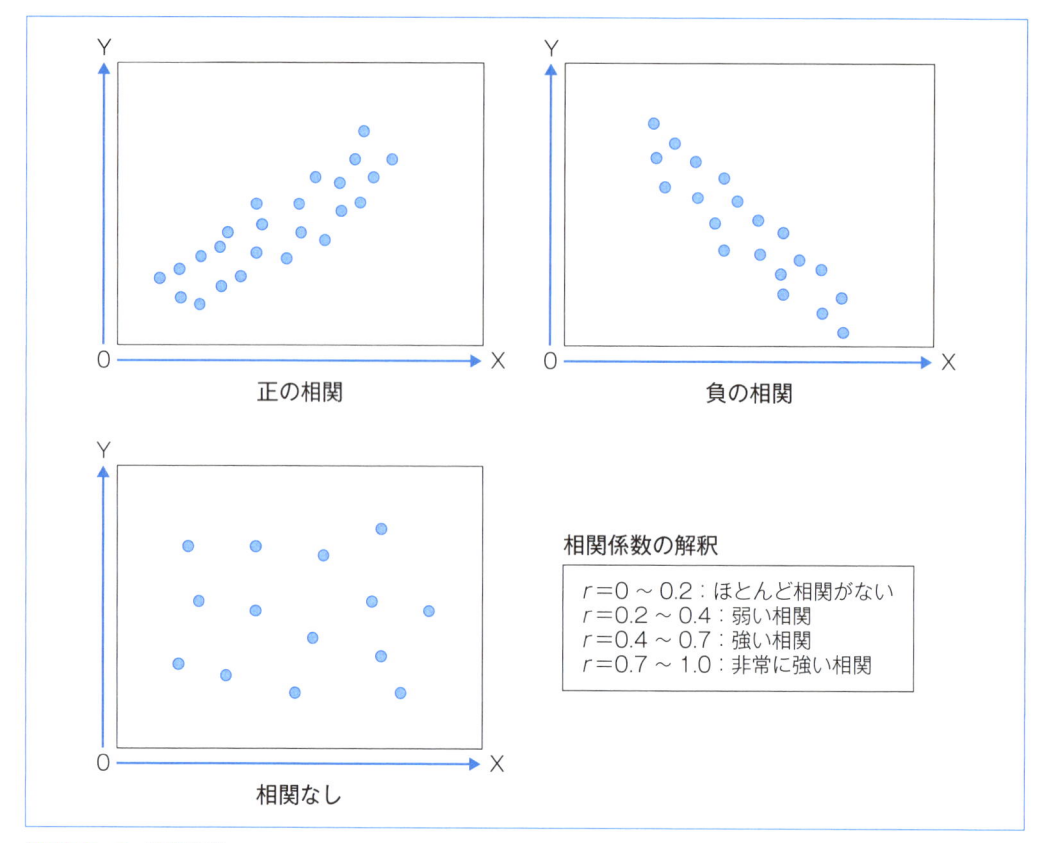

図 Ⅴ-5 ● 相関係数

相関係数の解釈

$r=0〜0.2$：ほとんど相関がない
$r=0.2〜0.4$：弱い相関
$r=0.4〜0.7$：強い相関
$r=0.7〜1.0$：非常に強い相関

　相関係数は、正の相関係数の場合は右上向き、負の相関係数は左下向きとなる。無相関の場合は、特徴がなくばらばらな図となる（図Ⅴ-5）。なお、相関係数の有意性検定は、無相関の検定という。

2. データ分析

　たとえば、日本人の平均的な食塩摂取量を調べたいとき、母集団である日本人全員の食塩摂取量を測定することは現実的ではないので、日本人全体を偏りなく代表するように対象者を無作為抽出して、測定された標本データの平均値をもとに、母集団の平均値を推測する。複数の母集団間で比較する場合には、母集団における測定値の分布特性（正規分布か非正規分布か）と、比較する母集団間の対応関係の有無（関連のある群間比較か独立の群間比較か）により、統計処理法が異なる（図Ⅴ-6）。測定データの分布特性に配慮して、適切な統計手法を選択する。

❶ 比較する母集団分布の特性による選択

　パラメトリック検定かノンパラメトリック検定かを選択する。パラメトリック検定は、母集団の分布に特定の型（正規分布など）を想定し、型を特徴づける母数（パラメーター：母平均）に関して、標本データに反映される統計量の確率に基づき母集団間に

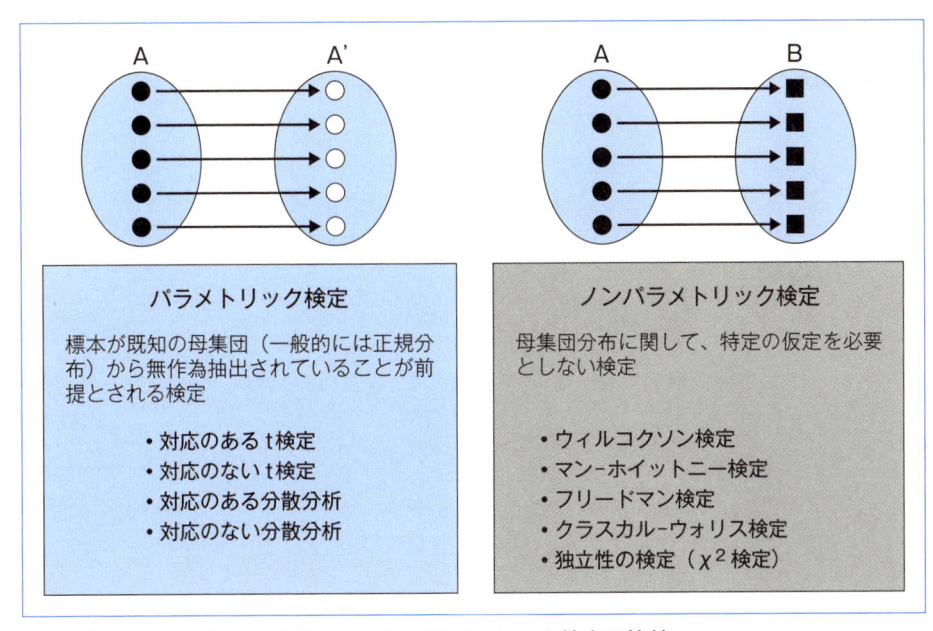

パラメトリック検定	ノンパラメトリック検定
標本が既知の母集団（一般的には正規分布）から無作為抽出されていることが前提とされる検定	母集団分布に関して、特定の仮定を必要としない検定
・対応のあるt検定 ・対応のないt検定 ・対応のある分散分析 ・対応のない分散分析	・ウィルコクソン検定 ・マン-ホイットニー検定 ・フリードマン検定 ・クラスカル-ウォリス検定 ・独立性の検定（χ^2検定）

図 V-6 ● パラメトリック検定とノンパラメトリック検定の比較

平均値の差があるかを検定する方法である。一方、ノンパラメトリック検定は、母集団の分布に特定の型を想定しない検定法である。

身長や体重など量的尺度の検定はパラメトリック検定で、有効＞やや有効＞無効のような質的尺度の検定はノンパラメトリック検定で行うのが原則である。標本サイズが小さく、正規分布からかけ離れている場合には、量的尺度を順序尺度に変換して、ノンパラメトリック検定法を試みる（差の検出感度は落ちる）。ただし、ノンパラメトリック検定で比較するのは平均値ではなく順位であることに注意する。

❷ 比較する母集団同士の対応関係の有無による選択

治療前後など同一対象者内または夫婦や親子などペアのデータ同士に対応がある場合（関連2群間比較・関連多群間比較）と、病棟間比較など異なる対象集団間のデータに対応がない場合（独立2群間比較・独立多群間比較）とでは検定方法が異なる。対応のないデータ比較は、個人差による変動が加わるため、対応のあるデータ比較よ

> **ワンポイントメモ**
>
> 対応のあるデータと対応のないデータ
>
> **対応のあるデータ（paired data）**：条件などを変えても同じ個体群で繰り返し測定したデータのこと。反復測定で得られたデータである。たとえば、A、B、Cの対象者が20歳のときの体重と1年後の21歳のときの体重を測定したときに得られたデータは対応のあるデータである。
>
> **対応のないデータ（non paired data）**：それぞれの条件において測定した対象とした群が異なるデータのこと。たとえば、12歳の小学生の体重をA、B、Cの3人で測定し、13歳の中学生の体重をD、E、Fの3人で測定したときに得られたデータは対応のないデータである。

りも要因の影響がつかみにくくなる。

1）測定尺度の大小を比較する

分類尺度の比較、順序尺度の比較、量的尺度の比較のための検定を、独立2群、独立多群、関連2群、関連多群に分け、表 V-2 に示す。

（1）分類尺度の比較

性別、年齢階級別、職位別比較など分類項目間の構成割合や比率に差があるかを検定する。

独立2群の検定では、サンプル数が20未満の場合は、フィッシャーの直接確率法により検定する。

（2）順序尺度の比較

リッカートスケールのような順序尺度のノンパラメトリック検定法にはすべて人名がついている。

多群の検定で、群間に有意差ありとなっても、どの群間に差があるかわからないので、複数の2群について、検定全体として第1種の過誤を有意水準以下に制御（コントロール）した多重比較をしなければならない。

ノンパラメトリックの多重比較検定法には、以下のものがある。

- ボンフェローニ法（Bonferroni correction）：各検定の有意水準を全体の有意水準／検定回数に設定して対比較を行う（差が検出されにくいので4群比較まで）。
- スティール法（Steel test）：対照群と処理群の対比較を行う。
- スティール−ドウァス法（Steel-Dwass test）：独立した全群の対比較。
- シャーリー−ウィリアムズ法（Shirley-Williams test）：独立した群間に順序関係がある場合の対比較。

（3）量的尺度の比較

身長や体重など標本データが正規分布に近い場合や標本サイズが大きい場合は平均値の差の検定を行う。正規分布からかけ離れている場合はノンパラメトリック検定を

表 V-2　測定尺度の大小を比較する検定方法

	独立2群	独立多群	関連2群	関連多群
分類尺度の検定	χ^2検定 フィッシャーの直接確率法 (Fisher's exact probability test)	χ^2検定	マクネマー検定 (McNemar test)	χ^2検定
順序尺度の検定	マン-ホイットニーの検定 (Mann-Whitney test)	クラスカル-ウォリス検定 (Kruskal-Wallis test)	ウィルコクソン符号順位和検定 (Wilcoxon signed-ranks test)	フリードマン検定 (Friedman test)
量的尺度のパラメトリック検定	対応のないt検定 (unpaired t-test)	一元配置分散分析 (one-way ANOVA)	対応のあるt検定 (paired t-test)	繰り返しのある2元配置分散分析 (two-way repeated measures ANOVA)

行う（表V-3）。

　独立2群間の対応のないt検定では、まず2群間の等分散性の検定を行い、等分散性が棄却される場合はウェルチの検定（Welch test）、棄却されない場合はスチューデントのt検定（Student t-test）をする。

　独立多群間の一元配置分散分析は、群間の等分散性の検定を行い棄却されないとき群間の平均値の比較が可能となる。群間に平均値の有意差がある場合は、さらに、どの群間で平均値に有意差があるか多重比較検定をする。平均値の多重比較検定法にはボンフェローニ法のほかに以下のものがある。

- ダネット検定：対照群と実験群の対比較、群間でデータ数が不一致でも比較できる。
- チューキー-クレイマー検定：全群の対比較、群間でデータ数が不一致でも比較できる。
- ウィリアムズ検定：対照群と低・中・高用量群の効果比較のように群間に順序関係があると想定される場合の対比較で、群間でデータ数が一致していることが必要である。
- シェフェ検定：全群の対比較、群間の等分散性やデータ数の均一性は不要であるが差の検出力は弱い。

　関連多群間の平均値の比較は、群間の等分散性の検定で棄却されない場合、繰り返しのある2元配置分散分析が可能で、被験者内要因（繰り返し測定をする回数と順番を水準数で指定する）と被験者間要因の2要因で分散分析を行う。要因の交互作用も解析可能である。群間の等分散性が棄却された場合はノンパラメトリック検定のフリードマン検定をする。

2）測定尺度間の関連性を検討する

　同一対象者から測定される身長と体重の相関や、身長やアレルギーの親子相関など2つの測定尺度間の関連の程度を表す指標として繁用される係数を表V-3に示す。

　量的尺度であっても、正規分布とかけ離れた分布をする場合や、外れ値の影響が強い場合には、ピアソンの積率相関係数よりもスピアマンの順位相関係数を用いる。

表V-3　測定尺度間の関連性を表す係数

量的尺度	順序尺度	分類尺度
ピアソンの積率相関係数 (Pearson's product moment correlation coefficient)　　　　　$-1 \leq r \leq 1$　　　　2変数ともに正規分布する場合に用いる　外れ値の影響を受けやすい	スピアマンの順位相関係数 (Spearman's rank correlation coefficient)　　　　　$-1 \leq rs \leq 1$　　　　外れ値の影響を受けにくい	・ファイ係数 (phi coefficient)　　2×2の分類　$0 \leq \varphi \leq 1$　・クラメールの関連係数 (Cramer's coefficient of association)　　l×mの分類　$0 \leq Cr \leq 1$

3) 特定の測定尺度に対する影響要因を解析する（目的変数のある多変量解析）

肺活量が性・年齢・身長で予測できるように3つ以上の変数の関係を同時に解析する方法を多変量解析（multivariate analysis）という。予測や判別のための外的基準となる目的変数の有無により大別される。

- 目的変数のある多変量解析：特定の測定尺度（目的変数）に対して、他の測定尺度（説明変数）がどの程度影響を及ぼすかを解析する。
- 目的変数のない多変量解析：すべての変数を同等に扱い、変数相互関係から新しい概念変数を創出し、この変数をもとに測定尺度の分類・要約、対象者の群分けをする。

目的変数のある多変量解析で特に繁用されるのは、重回帰分析（multiple regression analysis）、多重ロジスティック回帰分析（multiple logistic regression analysis）および比例ハザード分析（proportional hazards analysis）である（図Ⅴ-7）。

看護事象を目的変数に、仮説要因や交絡因子（confounder：性や年齢など、仮説要因と関連して看護事象に影響を及ぼす第3の要因のことで、測定値が母集団の真の状態から一定方向にかけ離れてしまう系統誤差の原因となる）を説明変数として回帰モデルに同時に投入することにより、交絡因子の影響を取り除いて仮説要因の看護事象に対する影響度を検討することができる。

（1）重回帰分析

目的変数：量的尺度または3段階以上の順序尺度。
説明変数：量的尺度または2値型質的尺度。
標準偏回帰係数（ベータ）：全変数を平均0分散1に標準化し、他の説明変数（独立変数）の影響を除外した場合のある説明変数の影響の程度を表す（有効な影響要因で

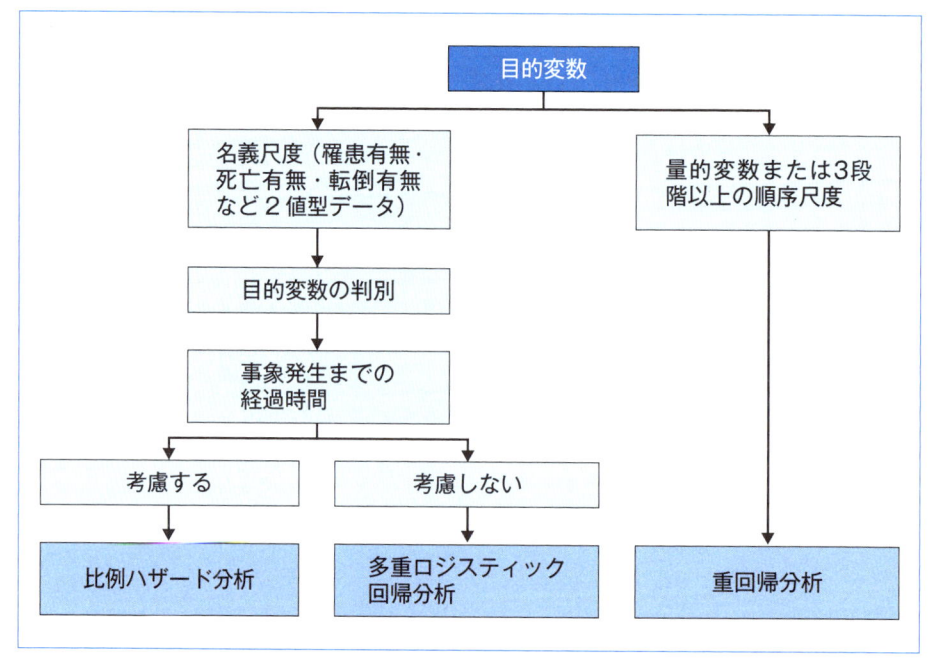

図Ⅴ-7 ● 特定の測定尺度に対する影響要因の主要な解析方法

あると解釈するには 0.4 以上が望ましい）。
重相関係数（R）：モデルの適合度。R^2 を寄与率という（$0 \leq R^2 \leq 1$）。
自由度調整済重相関係数：複数のモデル予測式を比較する。
注意：
- 説明変数間に相関性の高い関係（$r \fallingdotseq 1$）があるときは一方を除外する。
- 安定なモデルを得るために 1 つの説明変数につき 30 例以上が望ましい。
- 目的変数も残差も共に正規分布に従うことが重回帰モデルでの前提。

（2）比例ハザード分析

目的変数：時間経過に伴い変化する 2 値型名義尺度。
説明変数：量的尺度、質的尺度。
調整ハザード比：他の説明変数の影響を除外した、ある説明変数の影響の程度（性や年齢の影響を除いて喫煙の何倍肺がんのリスクを高めるかなどを示す相対危険に相当）を表す。1 より大きいほど増加要因、1 より小さいほど減少要因となる。
注意：
- ハザードとはある時点における瞬間結果発生確率のことで、比例ハザード分析では、観察期間中がどの時点でも一定であることが前提となる。
- ハザード比は説明変数（リスクファクター）が 1 単位変化するとき、結果発生までの時間が何倍変化するか＝何倍結果発生のリスクが増すかを意味する。
- ハザード予測式（モデル）が実測値に最も近くなるよう回帰式の係数を当てはめる。

（3）多重ロジスティック回帰分析

目的変数：2 値型の名義尺度。
説明変数：量的尺度、質的尺度。
調整オッズ比：他の説明変数の影響を除外した、ある説明変数の影響の程度を表す。1 より大きいほど増加要因、1 より小さいほど減少要因である。
説明変数の選択：尤度比による変数の増加法または減少法。
回帰式の適合度：ホスマー–レメショウの適合度検定（Hosmer-Lemeshow test）で $p \geq 0.05$。
注意：
- オッズ（odds）とは、ある事象が起こる確率（p）は起こらない確率（$1-p$）の何倍高いか＝起こりやすさ（尤度 likelihood）を表し、オッズ比（odds ratio）は説明変数が 1 単位増えると結果発生の起こりやすさが何倍高まるかを表す。
- 説明変数の尺度や分布型について前提条件はない。
- 患者と対照を 1 対 1 にマッチさせたペアで比較するマッチドペア法ではペアであることを表す変数をつくる条件付き回帰モデルを使う。通常は条件なしの回帰モデルを使う。

4）測定尺度の統合や再分類、対象者をグループ化する（目的変数のない多変量解析）

目的変数のない（因果関係の解析を目的としない）多変量解析で繁用されるのは、変数相互関係を分析して少数の総合的特性値に要約する主成分分析（principal component analysis）、変数の背後にある潜在因子を探る因子分析（factor analysis）および変数や対象者を分類するクラスター分析（cluster analysis）である。測定尺度はすべて量的尺度である。

（1）主成分分析

身長と体重をまとめて体格あるいは肥満を表す変数に合成するなどのように複数の測定尺度を統合して少数の合成変数（主成分）に要約し、変数群のもつ新たな概念を探ることを目的とする。

① 主成分分析が可能な標本かを見極める。変数間に相関があることが条件で、バートレットの球面性検定（Bartlett test of sphericity）を棄却できるかによる。

主成分＝Σ（測定尺度）×主成分負荷量（component loading）
主成分の採用基準
固有値：各主成分の分散→固有値1以上の主成分を取り上げる。
寄与率：1つの主成分の分散（固有値）の全主成分の分散に対する割合で累積寄与率80％までの主成分を取り上げる。

---

② 主成分負荷量（各主成分と測定変数との相関係数）が0.4以上となる測定変数をその主成分に属すると考える。
③ 主成分に属する測定変数群からの構成概念を観察する。
注意：主成分分析は変数が正規分布に従うことを前提としている。

（2）因子分析

複数の量的変数について、似通った変数を統合し、異なる変数と分けることを目的とする。

例〕理科と数学の成績が相関する場合に、これらを共通潜在因子として理数系能力、国語と社会の成績が相関する場合にこれらを共通潜在因子として文系能力と分類する。

① 因子分析を適用できる標本かを見極める。カイザー-マイヤー-オルキン（KMO）の標本妥当性（Kaiser-Meyer-Olkin measure of samping adequacy）をみて、KMO値≧0.5であれば測定変数間に相関性ありとする。
② 測定変数を導き出す。測定変数＝Σ（因子負荷量×共通因子）＋独自因子
③ 因子負荷量を推定する（重み付き最小自乗法）。
④ 因子の回転（因子間の相関を想定した斜交回転）。
⑤ 因子数の決定をする。カイザー-ガットマン基準（Kaiser-Guttman rule）で固有値1以上の因子を採用する。
⑥ 因子負荷量の解釈をする（因子負荷量が0.4以上の測定変数がその因子に属すると

みなす)。

(3) クラスター分析

対象者を分類するサンプルクラスター分析と、測定変数を分類する変数クラスター分析に分けられる。

〔例〕理系学生と文系学生に分類する、あるいは理系科目と文系科目に分類する。

❶ サンプルクラスター分析

測定結果が似ている対象者同士を併合して、いくつかの群(クラスター)にまとめる階層的方法が繁用される。併合過程を樹状図(dendrogram)に視覚化できる利点がある。クラスター間の距離の定義の仕方によって6種類の方法がある。

個体間の距離は測定尺度に基づくユークリッド距離(Euclidian distance)や標準偏差で標準化した重心からの距離(マハラノビスの汎距離 Mahalnobis distance)などが用いられる。

❷ 変数クラスター分析

変数相互の相関性をもとに、変数間の距離を求め分類する。

> 変数間の距離=1－相関係数

注意:名義尺度は、有無や男女のような2値型変数のみ分析可能で、各カテゴリーに0と1を与えたピアソンの積率相関係数(点相関係数)を求め、上記式により変数間の距離とする。

5) 測定尺度間の因果関係を検証する(共分散構造分析)

共分散構造分析(covariance structure analysis)は、測定尺度間の因果関係について設定した仮説が正しいかどうか検証する方法で、構造方程式モデリング(structural equation modeling:SEM)ともよばれる。

構造方程式はすべての量的変数を平均0、分散1に標準化し、内生変数Y(従属変数)を、外生変数X(説明変数)と撹乱因子U(誤差)にパス係数(path coefficient)で重み付けをした関係式である。

> $Y = aX + bU$
> a、b:パス係数 ⇒ 係数が大きい変数間ほど因果関係が強い

仮説はパス図にパス係数とともに示す(図V-8)。パス図には7種類の代表的なモデルがある(図V-9)。

分析の適合度指標:

- GFI(goodness-of-fit index):1に近いほどよい。
- RMSEA(root mean square error of approximation):0に近いほどよい。

注意:これらの指標には適合したという統計学的な基準値がない。

第Ⅴ章　データの分析と尺度開発

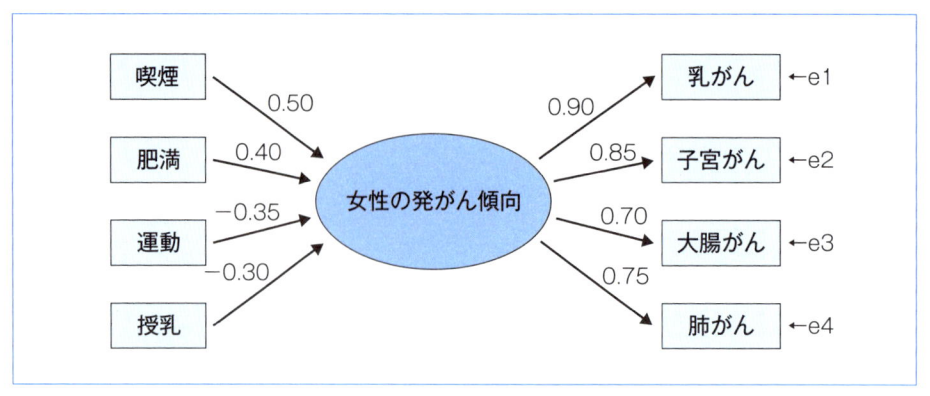

図 Ⅴ-8 ● パス図の例

喫煙 → 0.50
肥満 → 0.40
運動 → −0.35
授乳 → −0.30
女性の発がん傾向
→ 0.90 乳がん ←e1
→ 0.85 子宮がん ←e2
→ 0.70 大腸がん ←e3
→ 0.75 肺がん ←e4

□：観測変数　　○：潜在変数　　e1、e2、e3、e4：誤差変数　　係数：パス係数

①重回帰モデル　　　　複数の 観測変数 → 特定の1つの 観測変数
②パス解析モデル　　　観測変数 → 観測変数 → 観測変数
③因子分析モデル　　　潜在変数 → 観測変数
④2次因子分析モデル　潜在変数 → 潜在因子 → 観測変数
⑤主成分モデル　　　　複数の 観測変数 → 潜在変数
⑥MIMICモデル　　　　観測変数 → 潜在変数 → 観測変数
⑦PLSモデル　　　　　観測変数 → 潜在変数 → 潜在変数 → 観測変数

図 Ⅴ-9 ● パス図

観測変数：実際に測定できる変数　　　潜在変数：測定できない変数

ワンポイントメモ

エクセルの使い方

エクセルからワードへの張り付け：エクセルで作成した図や表はワードにオブジェクトとして貼り付けできる。

エクセルでの集計：データ⇒ピボットテーブル⇒データ範囲指定⇒クロス集計表の縦と横の変数項目名をリストからドラッグして指定する。

エクセルから SPSS へのデータ変換：エクセルで入力したファイルは SPSS に読み込むことは可能である。まず、エクセルのファイルはワークシートとして名前を付けて保存しておく。SPSS を起動し、ファイル⇒テキストデータの取り込み⇒ファイル名とファイルの種類を指定、最初の1行を項目名として呼び込む。

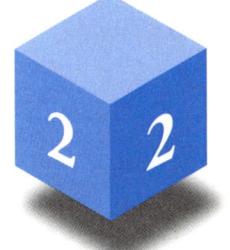

2 尺度開発

尺度開発とは、ある人間の側面を測定するためのモノサシ（尺度）を作成することである。尺度開発には科学的な手順があり少し難しいイメージがあるが、手順を理解することで尺度開発も夢ではない。

1. 尺度開発とは

1）尺度開発の目的

尺度で、ある人間の側面を測定することによって特徴が明らかになるが、人間を測定するということに限界もあることを知りながら活用することが大切である。必ず人間全体をみるようにする。

2）尺度とアンケートの違い

アンケートは研究者の意図する回答を求める質問で成り立っている。一つの質問でも成り立つが、尺度の場合は構成概念を想定して作成するので、項目は複数ある。統計的手法をもって項目の精選や構成が決定される。また、尺度開発では、信頼性と妥当性が検証される。

2. 尺度開発の手順

尺度開発のおおまかな手順は、図V-10に示すように質問紙原案の作成、因子分析の実施、尺度の開発となる。

ポイントは、まず質問紙の原案を作成することである。質問紙原案の作成は、図V-11に示すような手順で、概念の抽出と質問項目を作成する。アイテムプール（項目集積）に関しては、何を測定するかによって、項目数は異なる。

質問項目の作成には、演繹的に作成する方法と帰納的に作成する方法がある。演繹的方法では、文献に依拠し項目を作成する。帰納法を用いる場合は、測定する概念について面接調査あるいは自由記載によるアンケートを実施して、項目と概念を決定していく。

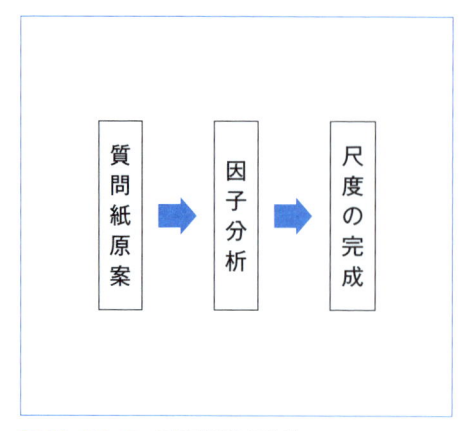

図 V-10 ● 尺度開発の流れ

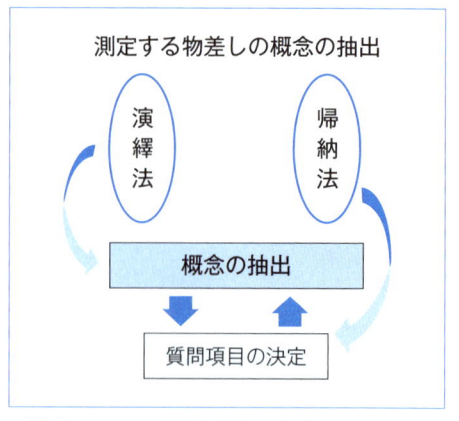

図 V-11 ● 質問項目の作成

3. 尺度開発の統計学的検証

　尺度の開発で重要なことは、信頼性と妥当性の検証である。尺度開発では、統計学的手法を用いて検証する。用いる統計処理は、平均値の差の検定、相関係数、因子分析である。尺度開発の詳細な手順は、図 V-11 に示した。尺度作成後、測定対象者を決定し、アンケート調査を実施し、その後、G-P 分析、IT 分析、尖度・歪度の検証、相関係数を算出し、不適切な項目の有無をみる。次に、因子分析を実施し、得られた因子が妥当かどうかについて検証する。重要なことは、信頼性と妥当性の検証である。

　信頼性はクロンバックのアルファ（α）係数（Cronbach's alpha）が代表的である。この係数は、各変数が全体的に同じ概念であるのか、その対象を測定したのかどうか（内的整合性）について評価する信頼係数のことである。係数は1に近いほど信頼性が高い。その他、信頼性を表す指標としては、スピアマン-ブラウン（Spearman-Brown）の係数や折半法などがある。

1) 因子分析とは

　因子とは、潜在変数のことをいう。因子という直接観測されない潜在変数が観測変数に影響を与えていると仮定し、その解を求める分析方法である。観測したいものは直接観測できないので、あくまで潜在変数として仮定し、いくつかその指標になりう

> **ワンポイントメモ**
>
> **G-P 分析と IT 分析**
>
> **G-P 分析（good-poor analysis）**：合計得点の高低によって対象者を2群に分け、上位群と下位群との差を検定し、上位群のほうが下位群よりも高い。したがって、逆の結果が出る場合には、その項目は尺度から削除することになる。
>
> **IT 分析（item-total correlation analysis）**：尺度得点の高い対象者は各項目得点も高いとされる。尺度合計得点との相関係数をみて、低い相関係数の出る項目は尺度から取り除く。

図 V-12 ● 因子の構造

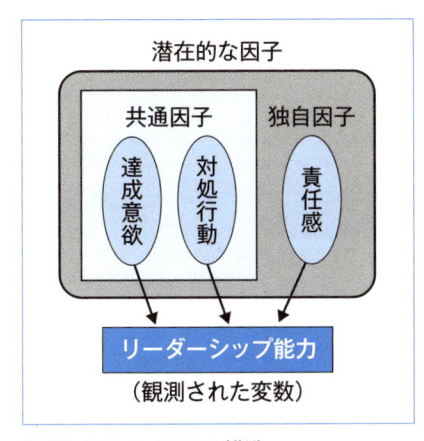

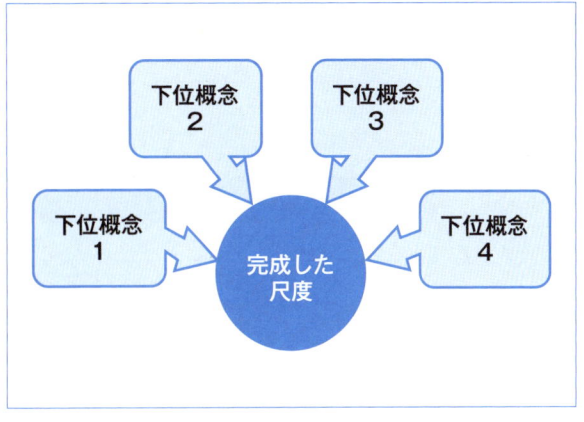

図 V-13 ● 完成した尺度と下位概念との関係
尺度は複数の下位概念からなる。

る観測変数を用意して、それらの関係を分析する。パス図では、観測変数を四角形で表し、潜在変数は楕円または円で表示する。

因子分析をすることで因子が抽出できるが、そもそも抽出されてくる因子は測定できない因子（潜在因子）である。たとえば、図 V-12 に示すリーダーシップ能力を測定するために、因子分析をした結果、ある因子（潜在因子：達成意欲、対処行動）が抽出されたとする。この場合、達成意欲と対処行動が共通因子となっている。この共通因子は、どの能力にも影響を及ぼす因子である。ところが、リーダーシップ能力にだけ影響を及ぼす因子（たとえば責任感）がある。これを独自因子とよぶ。因子の構造は、共通因子と独自因子からなっている。この独自因子は誤差として扱われる。完成した尺度は、たとえば図 V-13 のようにいくつかの因子（下位概念）によって構成されている。

因子分析の手順の詳細を図 V-14 に示す。

2) 尺度開発の事例

次に上野が開発した『看護師における患者とのコミュニケーションスキル測定尺度の開発』[1]の要旨を示す。

[Abstract]
　本研究では、看護師における患者とのコミュニケーションスキルを測定するための尺度を開発することを目的とした。54 の質問項目を作成後、看護職 368 名を対象に調査を行い、有効回答の得られた 355 名に対して分析を実施し、質問紙の信頼性、妥当性を検証した。その結果、最初の質問項目数は 54 項目であったが、内容妥当性、相関係数、共通性の値の検討により精選された質問紙原案 19 項目について因子分析を行った。その結果、第 1 因子「情報収集」、第 2 因子「話のスムーズさ」、第 3 因子「積極的傾聴」、第 4 因子「パーソナルスペース・視線交差」、第 5 因子「アサーション」の 5 つの因子が抽出された。信頼性の検討では、全体での Cronbach の α 係数は 0.874 と内的整合性の高い値を示し、本尺度が信頼性の高いものであることが検証された。また、併存妥当性の検討では、本尺度と KiSS18 との間には、高い有意な相関を示し、妥当性の高い尺

度であることが証明された。以上の結果から、本尺度は高い信頼性と妥当性のあることが示された。

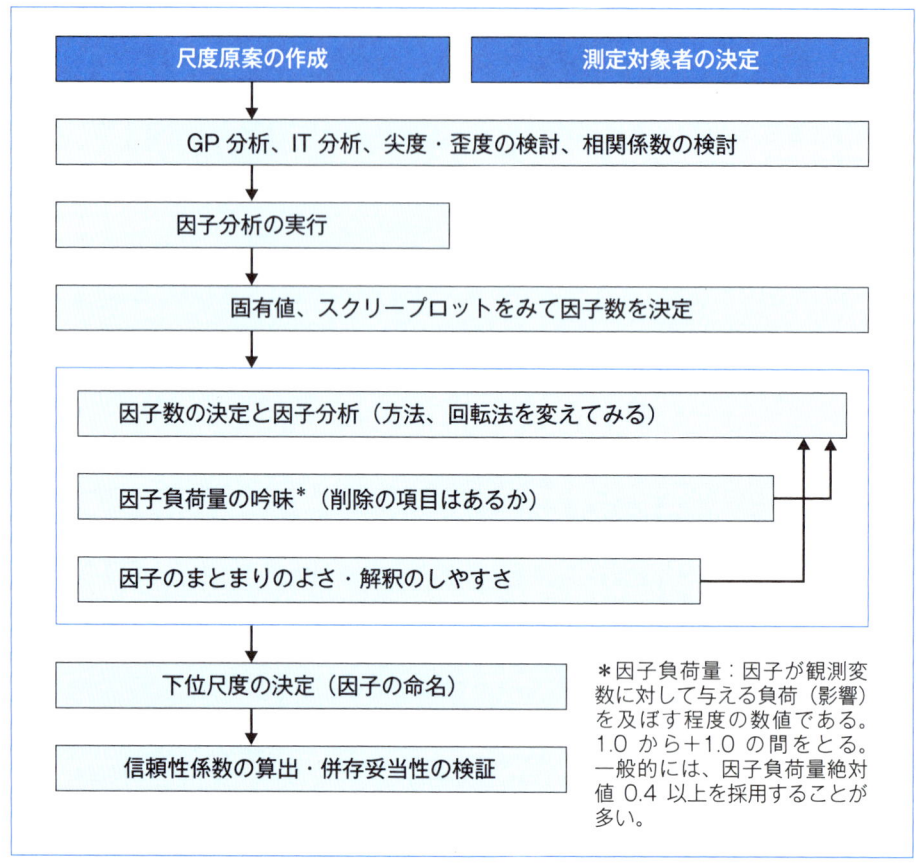

```
┌─────────────────────────┬─────────────────────────┐
│    尺度原案の作成        │    測定対象者の決定      │
└─────────────────────────┴─────────────────────────┘
              ↓
  GP分析、IT分析、尖度・歪度の検討、相関係数の検討
              ↓
         因子分析の実行
              ↓
    固有値、スクリープロットをみて因子数を決定
              ↓
  ┌─────────────────────────────────────────┐
  │  因子数の決定と因子分析（方法、回転法を変えてみる）│←┐
  │  因子負荷量の吟味＊（削除の項目はあるか）       │←┤
  │  因子のまとまりのよさ・解釈のしやすさ           │─┘
  └─────────────────────────────────────────┘
              ↓
       下位尺度の決定（因子の命名）
              ↓
     信頼性係数の算出・併存妥当性の検証
```

＊因子負荷量：因子が観測変数に対して与える負荷（影響）を及ぼす程度の数値である。-1.0から+1.0の間をとる。一般的には、因子負荷量絶対値0.4以上を採用することが多い。

図V-14 因子分析の手順

ワンポイントメモ

尺度を利用する場合の注意点

名義尺度や順序尺度のような質的尺度には平均値が使えないこと。間隔尺度は比尺度のように変化率（増加率や減少率）を計算できないことに注意しなければならない。

引用文献

1) 上野栄一：看護師における患者とのコミュニケーションスキル測定尺度の開発. 日本看護科学会誌, 25 (2): 47-55, 2005.

参考文献

1) 田部井明美：SPSS完全活用法―共分散構造分析（AMOS）によるアンケート処理. 東京図書, 2001.
2) 松尾太加志, 他：誰も教えてくれなかった因子分析―数式が絶対に出てこない因子分析入門. 北大路書房, 2002.
3) 宮沢秀次, 他：自分でできる心理学. ナカニシヤ出版, 2004.
4) 山本嘉一郎, 他：AMOSによる共分散構造分析と解析事例 第2版. ナカニシヤ出版, 2002.
5) 海保博之, 他：心理学研究法. 日本放送出版協会, 2008.

第 VI 章

論文・抄録の書き方

1 論文・抄録とは

論文を書くにはどうしたらよいか？ 臨床の看護師からこのような質問を受けることがある。筆者が臨床にいて最初に論文を書いたときは、その書き方を著した参考図書がなく困ったことを覚えている。上司や指導者から励まされ、意見を聞き、何度も添削されながら書いたものである。筆者の経験では、上司や指導者からのサポート、研究仲間からの励ましがとても大切である。筆者が看護師として臨床で働いていた頃は看護系の学会の数も少なく発表の機会があまりなかったが、最近は学会の数も増え、研究発表することが当たり前になってきた。

1. 論文作成の意義

論文作成の意義は、研究成果を公表することによって知的財産の共有化を図り、人類へ間接的・直接的に貢献することである。具体的には表 VI-1 に示すとおりである。

2. 論文に求められるもの

論文に求められるものは、正確性と客観性であり、論理的構成になっていることや読者にわかりやすく記述されていることである。正確性は、論文に書かれるすべての事項が正確であること、客観性は、事実、現象を確かめることの可能な科学的な根拠が示されていることである。

3. 論文の種類と抄録

1）論　文

論文には、原著論文、総説、研究報告などがある。論文の構成と主な記載内容を表 VI-2 に示す。

表 VI-1　論文作成の意義

- 研究成果の公表ができる
- 研究協力者および病院や施設に研究成果を還元する
- 今後の研究および研究者の参考になる
- 多角的な視点からのクリティークが受けられる
- 研究能力の向上になる
- 臨床看護の発展へ貢献する

表 Ⅵ-2 ● 論文の構成と主な内容

構　成	主な内容
1. 表紙	タイトル、所属、氏名など
2. 欧文／和文要旨	研究目的、方法、結果、結論、キーワードなど
3. 目次	見出しや項目に合致したページ数
4. 序論	研究疑問と研究の背景、調査などの目的、取り扱っている主題の範囲（意義や位置づけ）など
5. 本文（本論）	1）研究方法 研究デザイン、研究対象、データ収集方法、データ分析方法、研究期間、理論、条件、材料、手段、手順、正確さ、精度など 2）結果 実験・理論的結果、観察結果、効果、得られたデータ、分析結果を示す図表と文章など 3）考察 結果の分析・検討、結果の比較・評価、問題提起、今後の課題、仮説、応用、示唆、勧告、推論、予測など
6. 結論	研究によって明確になったこと （序論の研究目的に対応していなければならない）
7. 今後の展望	研究の限界と今後の課題など
8. 謝辞	研究の過程や論文作成に直接的な協力者や助言者など
9. 文献	序論、研究方法、考察で提示した文献（先行研究）など
10. 資料	読者の理解を助けるために必要となる調査票やデータなど

（1）原著論文

　学術上価値があり、質の高い論文である。特に原著論文は、独創性、学術的価値、有用性、信頼性、完成度が高いものとなっている。

（2）総　説

　総説は、特定の問題に関する文献を集めて分析検討した論文である。研究を始めるうえで一読をしておくとよい。

（3）研究報告

　学術上価値のある論文で、原著論文ほどまとまってはいないが、新しい知見があり、早く発表する価値のあるものである。

2）抄　録

　抄録は、研究者がどのような研究をしたかについて簡潔に記載したものである。一

ワンポイントメモ

学術論文

学術とは、専門的な研究が実施されている学問である。学術論文には専門的な領域における研究の成果について、客観的な結果とそれに基づく論理的な考察が記載されている。学位論文などを含めて、論文のレベルや種類は様々である。
学位論文には、卒業論文（学士課程）、修士論文（修士課程）、博士論文（博士課程）がある。

般的には 400 字程度のものが多い。抄録を読むことにより、全文の内容が簡潔に記載されているため、全体の要旨がつかめる。抄録の基本構成は、「はじめに」「目的」「方法」「結果」「考察」「結論」である。

参考文献

1) 上野栄一：看護研究コンパクトガイド．医学書院，2007．
2) 日本看護研究学会：一般社団法人日本看護研究学会雑誌投稿規程．日本看護研究学会雑誌，34(2)，2011．

2 論文・抄録の書き方

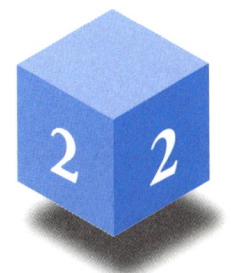

研究成果を論文・抄録として文章化していくためには、いくつかの「お作法」がある。この「お作法」を知り、理解することによって、論文や抄録を正確に書くことができる。ここまでの内容を踏まえながら、基本的項目を簡潔に説明する。

1. 論文作成の基本事項

1) 論文を書くために必要なツール

パソコン、文献ファイル、辞書（国語辞典、英和・和英辞書、広辞苑）をそろえておく。

2) 基本事項

(1) 章・節の見出し番号のつけ方

番号は、「Ⅰ、Ⅱ、Ⅲ…」→「1、2、3…」→「1)、2)、3) …」→「(1)、(2)、(3)…」→「①、②、③…」の順番でつける。

(2) 句読点

句読点は、コンマ（,）およびピリオド（.）を用いるのが一般的である。学術雑誌によっては「、」と「。」を使うこともあるので、投稿規定をよく読んでから書くようにする。

(3) 文体と記号

文体は「～である」を基本とし和文口語体にする。また、当用漢字、現代仮名づかいを用いる。なお、「私は」「私たちは」といった表現は避ける。

(4) 図・写真

図・写真にはそれぞれ図番号・図タイトルを記載する。図タイトルの位置は下中央とする。引用したものであれば図下に出典を明記する。グラフの縦軸と横軸には、軸の名称や量記号・単位記号を付記する。

(5) 表

余分な線は省略する。表のタイトルは上部に記載する。

(6) 正しい専門用語の使用

論文、抄録では、正しい専門用語を用いる。また、パソコン入力時の変換の間違いには注意が必要である。たとえば、下熱薬（誤）→解熱薬（正）、沈痛薬（誤）→鎮痛薬（正）、漫性→慢性（正）などがある。禁忌を近畿と変換することもまれではない。

このような変換ミスには気をつける。

2. 論文の書き方

　一般的には、論文は、原著論文、研究報告、総説などをさすが、ここでは、原著論文を中心に述べる。

　原著論文は、序論、方法、結果、考察、結論、今後の展望、謝辞、文献という構成になっている。研究報告も同様の構成である。総説は、一つのテーマについて過去の文献からの知識を体系的にまとめたもので、原著論文とは違い、決まった構成はない。基本は、「わかりやすい、偽りがない、簡潔である」ことである。

1）序論（introduction）

　序論では、問題となる背景や動機を書く。また序論は、研究の意義や研究目的に至る道筋を述べるところである[1]。「研究目的」「課題」「はじめに」「緒言」ともいう。「はじめに」「まとめ」と、ひらがなで統一したほうがバランスよく見える。「はじめに」と始めた場合は「まとめ」、「序言」と始めたら「結語」あるいは「結論」と書くのが一般的である。本来、論文の構成では「序論（序言、緒言など）」から始まり「結論」で締めくくることが望ましい。なぜならば、英語論文を読むとよくわかるが、序論（introduction）に対応する語句が結論（conclusion）であるからである。序論と書くと固いイメージがあり、「はじめに」と書くことがある。そして、日本語表現として「はじめに」と書くと「おわりに」が何となく書きたくなる。しかし、論文では「おわりに」は不要であり、「はじめに」から書き始めても「まとめ」、「結論」で締めくくることをお勧めする。

　最初に、研究上の問題（課題）の背景として、社会の動向（政策など）を示すことは読者に訴える力となる。課題とは先行研究の成果を照合しての研究上の問題である。書き方としては、①全体論から個々の問題点について述べる方法と、②個々の問題点を指摘しながら全体論にもっていく方法がある。また、研究論文の引用なども多く示される。先行研究をとおして、研究の位置づけをはっきりさせる。

　次の抄録は、筆者らの事例研究「見てみたい！あの記録　（第2回）一般病棟における認知症患者の看護記録に必要な視点　パーソンセンタードケアの視点から」の「はじめに」[2]の箇所である。下線部が問題となる背景で、本研究の必要性を述べている箇所となっている。

> はじめに
> 　医療の枠組みでは、入院から退院までの経過において、患者に治療が行われ、看護は対象である個の患者にケアを提供する。それぞれの転帰はあるにせよ、一般的には患者の医学的な問題が軽快し退院する。
> 　しかし、認知症においては、認知機能の低下などから治療やケアの介入が容易ではないことがある。その結果、軽快退院に至らないことが生じている。認知症になった人を

> ケアするといった観点から、認知症の人の立場になり、今まさに起きている現象を理解し、援助することが必要になる。このことは、「人格尊重」をキーワードにした認知症のケアであり、パーソンセンタードケア（person centred care：パーソンセンタードケアは英国ブラッドフォード大学の故トム・キットウッド（Kitwood T）教授が提唱したものである）と称されている。
> 　しかし、一般病棟においては、身体治療を優先しなければならない患者に認知症があるといった視点から回復を妨げる問題行動の観察に重点が置かれる傾向にある。患者が安全に治療を受けられることは医療として当然のことではあるが、この安全が認知症のある人からすると安全ではなく、むしろ苦しみの要因になりかねない。このため、前述したパーソンセンタードケアの視点で看護するメリットは大きい。
> 　では、認知症の記録はどうなのか、については、この視点が記録に反映された内容であることが必要になる。そのためには、認知症の疾患の種類・中核症状と認知症の行動・心理症状（BPSD：behavioral and psychological symptoms of dementia）を理解してアセスメントしていくことが望ましい。
> 　本稿では認知症の疾患の種類・中核症状とBPSD・認知症ケアの原則を解説し、その知識を基に認知症患者の看護記録を提示する。

一ノ山隆司，他：見てみたい！あの記録（第2回）一般病棟における認知症患者の看護記録に必要な視点—パーソンセンタードケアの視点から．看護記録と看護過程，19（4）：61-68，2009．

2）研究方法（method）

　研究方法はできるだけ詳細に記載する。実験研究や準実験研究では特に求められている。これは再現性を確保するということにもなる。ここでは、対象、研究内容、方法（手順）、調査票の配布・回収方法（アンケート調査の場合）などを述べる。実験研究では再現性があることが求められているので、手順をより詳細に記述する。さらに、研究対象者の特徴を述べる。

3）倫理的配慮（ethics consideration）

　倫理的配慮は、必ず倫理審査委員会で承認を得たことを明記する。また、匿名性、データの保管、参加の自由などを述べる（第Ⅱ章3節参照）。

4）結果（result）

　結果では、事実のみを記載することが大切である。よく結果のなかに、「〜と考える」などと書いてある論文を見かけることがあるが、これは間違いである。事実のみ、「AとBとの間にはr＝0.789の相関があった」などと書く。また、文体は必ず過去形で記す。ただし、雑誌の投稿規程にあれば、「結果と考察」という書き方も可能である。

　結果は数値の羅列だけではなく、図や表に表すと、理解しやすくする。重回帰分析など表にしたほうがよい場合もあるので、臨機応変に図や表を作成する。また、単位記号、量記号は、正しく用いる。

5）考察（discussion）

　考察は、研究結果をアピールするところである。海外の雑誌では、"discussion"と

いう見出しがつけられている。discussion には論考、詳解、考察という意味もあるが、話し合い、議論、討議という意味もある。このことは、考察は紙面上で議論することを意味している。何を議論するかというと、研究者の出した研究結果について他の研究と比較してどう違うのか、どう結果を読むのかについて記載するところである。

　また考察は、「結果」で示した調査結果や分析結果を吟味して結論に至る議論を展開する場である。結果を解釈して「目的」で述べた研究課題への回答となる命題を引き出す。たとえば仮説はどこまで立証できたかなどである。読者が納得するような議論の運びが必要となる。また、文献を有効に活用し先行研究の成果も交えながらどこに新しさがあるかも記載し、特に学問的意義を強調する。ただし、どこまでが他者の研究成果か、どこが自分独自のものかを明確に分けて記述する。

　考察では、論理の飛躍が起きないように留意する。

6）結論（conclusion）

　結論では、目的と結果から得たまとめを記載する。序論で述べた研究目的に照らし合わせて全体の要約を記載する。また、課題、研究の展望などを簡潔に記載する。

　結論のなかには、考察は書かない。

7）謝辞（acknowledgement）

　謝辞は、お世話になった人（実質的に何かと協力や助言をしてくれた人）にお礼を述べる箇所である。具体的には指導者、助言者、協力者を記載する。所属、氏名、職名なども正確に記載する。

8）文献（references）

　基本的には文献といえば引用文献をさすが、投稿規定によっては、引用した文献と参考にした文献に分けて書くこともある。

　著作物は、引用して利用することができるが、文章のみならず、図表も勝手に改変することはできない。ただし、著者に許可を得た場合は可能になることもある。

　また、孫引きをしてはいけない。他者の論文の図や写真をそのまま使うときは必ず、著者の許可を得て、「文献」で明記する。また図、表、写真の下には出典を明示することが著作権法で義務づけられている。これは研究者としてのモラルである。

　引用文献の書き方は、雑誌の場合は、「執筆者、論文題名、掲載紙、巻、号、ページ、発行年」、書籍の場合は、「著者、書籍名、版、ページ、発行所、発行年」が一般的である。

9）要旨（abstract）

　要旨は、研究内容をコンパクトにまとめたものである。字数制限があり、必要最小限のことを述べる。実際の要旨をみてみよう。大西の「糖尿病療養指導士外来におけるセルフケア評価に関する研究（第7報）―間食3分類でみたGSEQ導入後2年間の

指導効果と関連要因」[3]では、字数制限のなか、次のようにまとめている。

> 　A総合病院の糖尿病療養指導士外来でGSEQ（段階的なセルフケア評価質問紙）を用いた指導を受け2年経過している患者67名を間食3分類（「間食あり」「間食なし」「あり／なしの繰り返し」）で群分けし、諸データを比較することにより、指導効果に影響を及ぼす要因について検討した。その結果、指導効果が2年間維持できている「間食なし群」では、間食の摂取タイミングを食事時に変え、継続的に間食を断ち続けたことで血糖コントロールが良好に保たれ、インスリンを減量できたと考えられた。

大西みさ：糖尿病療養指導士外来におけるセルフケア評価に関する研究（第7報）―間食3分類でみたGSEQ導入後2年間の指導効果と関連要因．日本看護学会論文集 成人看護Ⅱ，39：400-402, 2009.

3. 抄録の書き方

「科学技術情報流通技術基準（SIST）」[4]は、科学技術情報の流通を円滑にするために設けられた基準である。そのなかに、科学技術情報流通技術基準抄録作成があり、

ワンポイントメモ

論文・抄録の記述に活かす論文クリティーク（批判的な読み方）の視点

　論文のクリティーク（批判的な読み方）は、実際に論文・抄録を書くときの力になる。それは、クリティークすることによって文献を熟読し、重要になる事項を把握し要約することができるからである。ポイントは、①文献を論文ルールに従って、ていねいかつ正確に読む（論理の飛躍はないか、重要な部分は抜けていないかなど）。②文献の価値を客観的にとらえ、その研究の強みと限界や、研究成果の意味を理解することである。したがって、クリティークに慣れてくると、修正を要する点などに関して、よい論文にするための方法や、建設的なアドバイスを考えることができるようになり、実際に論文・抄録が書きやすくなる。

column　APAの文献表示

　APA（American Psychological Association、アメリカ心理学会）の文献表示はAPA方式として様々なジャーナルで採用されてきている。世界で1,000万人以上の読者が愛用しているAPA編集の英語論文執筆のマニュアル（日本版）は、心理学、行動科学、社会学、経営学、看護学などの分野で活用されてきている。文献表示には、APA方式、シカゴマニュアルスタイル、MLA方式、AMAスタイル、ACSスタイル、APスタイルなどがある。多くの投稿規程をみると、ハーバードスタイル（APA方式など）とバンクーバスタイルの2種類があり、雑誌の種類によって記載方法はいろいろである。APA方式は、その利点として、従来の番号制とは違い、本文と文献リストとの間を行ったり来たりする手間を省くことができること、自分の仕事と他人の仕事を区別できること、著者名の確認がすぐにできること、時系列に文献をみることができること、豊富な情報を本文に最大限載せることができることなどがあげられる。バンクーバスタイルでは、1) 2) といった表記をするが、その番号の著者をみるために巻末のページを見たり戻ったりと時間がかかってしまう。APAの今回の改訂では（5th ed)、7名以上の著者の場合には、最初の6名までを列挙した後に、省略記号（...）を入れて最後の著者を入れるという形に変わってきている[5]。

上野栄一（福井大学医学部看護学科）

論文を書く人への指針を示してくれている。その内容は、書誌要素（著者名、論文名、雑誌名、発行年など）の記述方法、論文に盛り込む内容と記述方法、資料（学術雑誌、科学技術レポート）の構成、データベース（データ交換）である。

　本基準によれば、抄録とは「記事内容の概略を迅速に把握する目的で作られた文章で、主観的な解釈や批判を加えず、記事の重要な内容を簡潔かつ正確に記述したものをいう。原記事の著者によって書かれたものを著者抄録といい、原記事の著者以外によって書かれたものを第三者抄録という」[4]と定義されている。抄録の文字数としては、抄録の標準的長さは、「和文で200～400字、欧文で100～200語を標準とする。ただし、短報等の場合には、和文で150～200字、欧文で70～100語を標準とする」とあるが、研究者が投稿する雑誌の規定に合わせて書くことが大切である。抄録の書き方としては、客観的に書く、著者が読者に伝えたい内容を重点的に取り上げる、常識的な内容は排除する、簡潔で明確な表現をすると定められている。

引用文献

1) 上野栄一：看護研究コンパクトガイド．医学書院，2003．
2) 一ノ山隆司，他：見てみたい！あの記録（第2回）一般病棟における認知症患者の看護記録に必要な視点―パーソンセンタードケアの視点から．看護記録と看護過程，19（4）：61-68，2009．
3) 大西みさ：糖尿病療養指導士外来におけるセルフケア評価に関する研究（第7報）―間食3分類でみたGSEQ導入後2年間の指導効果と関連要因．日本看護学会論文集 成人看護Ⅱ 39：400-402，2009．
4) 科学技術振興機構：SIST 科学技術情報流通技術基準，抄録作成．http://sist-jst.jp/index.html〔2010.07.07〕
5) アメリカ心理学会（APA）著，前田樹海，他訳：APA論文作成マニュアル 第2版．医学書院，2011．

第Ⅶ章

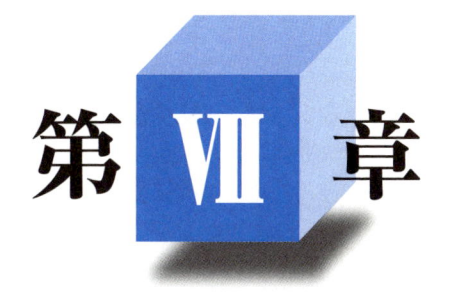

看護研究発表の実際

11 看護研究発表の準備

1. 演題募集

　看護研究の成果を発表する場の一つに学会発表がある。学会発表するときには、学会の演題募集方法に沿って、発表したい演題を申し込む（エントリー）。演題のテーマ（あるいはキーワードを含む）、研究者名（共同研究者名を含む）、会員番号、所属名（所属先の郵便番号、住所、電話番号など）、研究者の連絡先（電子メールアドレス）と抄録（研究内容の概要をまとめたもの）を作成して申し込む場合が多い。学会によっては、演題募集の方法が異なるため、あらかじめ学会のホームページなどで事前に確認しておく。

　演題を申し込むには、演題申し込みに必要な事項を記載した書式と抄録を郵送する方法（図Ⅶ-1[1]）と、学会のホームページからオンライン登録する方法がある。オンライン登録では、学会のホームページにある演題申し込みフォームに発表形式や研究者名（執筆者名）、共同研究者名（共執筆者名）、本文（抄録）を手順に従って入力していく。郵送する場合も、最近は学会のホームページから演題募集に必要とされる所定書式のフォーマットがダウンロードできるようになっていることもある。

　このような演題登録が済むと、抄録の内容に関して査読があり、査読後に採用・不採用の通知がある。また、条件つき採用という結果もあり、査読者が指摘した事柄について加筆・修正して再査読を経て採用される場合がある。最近は研究を実施するために必要な手続きが行われているか、発表（公表）することに対しての倫理的配慮がなされているかについて厳しく審査を受けるので、留意する。

　他の留意点としては、演題募集期間内に手続きを済ませなくてはならないということがある。また、共同研究者を含めてその学会の会員であることが発表できる条件になっていることがあるので、確認が必要になる。オンライン登録では抄録の文字数が制限されており、字数オーバー、使用できない文字、記号があると登録ができないシステムになっている。

2. 演題内容と発表形式

1）演題内容

　演題内容は、各学会によって様々なものがある。研究内容に最もふさわしいものを選び応募する。

合同開催の場合には、いずれかひとつの専門領域を記載　例）成人看護Ⅰ

専門領域名		第42回日本看護学会演題申込書	受付番号

※二重枠内をご記入下さい

表題（タイトル）				
副題（サブタイトル）				
発表者	フリガナ			日本看護協会（JNA）会員証番号
	発表者氏名（抄録原稿に○印のある方の氏名）			
	所属都道府県看護協会名	看護協会	学術集会参加希望（いずれかに○印）	〔　〕1.採択時のみ参加 〔　〕2.不採択でも参加
	所属施設名（抄録と同じ名称）			
	施設分類（1～11のいずれかの番号を記入）		1 病院　2 診療所　3 介護保険施設　4 訪問看護ステーション 5 大学・大学院　6 短大　7 看護専門学校　8 その他教育・研究機関 9 行政機関　10 看護協会　11 その他・不明	
共同研究者	共同研究者氏名	所属施設名	職種　看護職は○印	日本看護協会（JNA）会員証番号

発表者の連絡先〔通知文書の送付先〕 （〔　〕はいずれかに○印、Telは日中に連絡がとれる番号を記入）	〔　〕1.自宅 〔　〕2.所属施設（　　　　部署名　　　　）	
	住所：（〒　　－　　）	
	Tel： 内線（　　　）	FAX：
	E-mail：	
発表形式希望（〔　〕はいずれかに○印）	〔　〕1．口演　〔　〕2．示説　〔　〕3．どちらでもよい	

記入方法と注意事項

・発表者および共同研究者は抄録原稿の記載と同一とし、氏名の記載順、字体等も揃えてください。異なっている場合には、抄録原稿の記載内容を優先します。
・看護職とは保健師・助産師・看護師・准看護師の有資格者です。看護職の方は発表者、共同研究者ともに日本看護協会会員であることが必要です。非会員の方は所定の入会手続きを行い学術集会開催前までに、日本看護協会会員証番号をご連絡ください。他職種の共同研究者については職種の欄に職種名をお書き下さい。
・学術集会参加希望の共同研究者の方は、インターネットで参加申込手続きをし、参加費をお振込みください（p. 9 参照）。

図Ⅶ-1 ● 演題申込書の例（日本看護協会，第42回（平成23年度）日本看護学会実施要綱．より引用）

各専門領域別の主な演題内容について、日本看護学会の例を**表Ⅶ-1**に示す。

そのほかにも、学会によって専門領域別に区分や分類がされており、たとえば、急性期看護や慢性期看護、がん看護、国際看護などもある。演題の登録時に発表者は希望する領域を選択することになり、第1希望・第2希望まで選べるようになっていることが多い。

表 Ⅶ-1 ● 専門領域別学術集会の主な演題内容（日本看護学会）

老年看護	高齢者の特徴に焦点をおく看護を扱う。介護予防・高齢者の健康維持増進に関する看護、急性期・慢性期・終末期の看護、認知症など精神障害を伴う高齢者の看護、在宅療養と家族、介護者の支援、ケアマネジメントに関する研究など
成人看護Ⅰ	急性期に関連する患者・家族への看護全般、ならびにその教育についての研究を扱う。周手術期に関する看護、ICU・CCUに関する看護、クリティカルな状況、ポストクリティカルな状況にある患者・家族への看護など
成人看護Ⅱ	慢性の経過をとる患者の看護を扱う。自己管理への援助、疾病予防・生活習慣の改善、障害受容、継続看護、慢性疾患患者の家族支援、相談的・教育的役割機能、緩和ケア、ホスピスケア、慢性期のリハビリテーション看護、慢性疾患患者のケア提供システムに関する研究など
母性看護	母性看護全般を扱う。周産期看護（妊婦・産婦・褥婦・新生児）、女性のライフサイクル（思春期・更年期を含む）、生命倫理、リプロダクティブヘルス、育児ならびに母性・父性に関する研究など
小児看護	小児看護全般を扱う。子どもの権利と看護、健康障害を持つ子ども（未熟児・障害児・長期療養児・外科的治療を受けた児など）の看護、子どもの心の発達と看護、子どものヘルスプロモーションに関する看護、子どもの在宅ケア、健康障害を持つ子どもの家族の看護、子どものケア提供システムに関する研究など
精神看護	精神看護全般を扱う。精神障害者と家族への看護、リエゾン精神看護、地域精神看護、司法精神看護、看護職のメンタルヘルス、自殺予防、自殺遺児、DV、精神領域の医療事故、倫理的課題など
地域看護	地域看護活動全般を扱う。保健所・市町村の保健活動、学校保健・看護、産業保健・看護、在宅看護、退院支援、国際保健・看護、災害看護、ヘルスプロモーション、生活習慣病予防、介護予防、地域母子保健活動、地域成人保健活動、地域精神保健活動、保健行政制度・政策、保健・医療・福祉の連携、在宅ケアシステム、在宅ホスピスケアに関する研究など
看護教育	看護教育全般を扱う。カリキュラム、教育方法、教育評価、臨地実習指導、卒後教育・継続教育、看護倫理、教員の資質、学生の意識、ユニフィケーション、学校経営・教育管理に関する研究など
看護総合	各領域に共通する内容や看護の基礎的研究に関するものを扱う。看護の理論、看護技術の開発、看護用具の開発、患者のQOL、看護と死生観、看護と環境、保健・医療・看護の制度、歴史研究、看護の専門職性、看護倫理、感染予防、災害看護、国際看護に関する研究など
看護管理	看護管理および組織経営に関する研究を扱う。看護サービス（業務の質・量・効率、クリティカルパス、認定・専門看護師の活用など）、人的資源（臨床実践能力、継続教育、新人教育、人事システム、目標管理など）、組織システム（看護体制、勤務、組織改革など）、管理者、管理活動（看護管理者の意識・実践、管理者の業務、管理者の能力など）、医療安全、政策に関する研究など

日本看護協会，第42回（平成23年度）日本看護学会実施要綱，p.2. より引用改変

2）発表形式

発表形式については、口演または示説（ポスターセッション）のいずれかを希望することができる。また、口演・示説のどちらでもよいといった選択もある。この場合は学会事務局から発表形式が伝えられる。ただし、学会の都合や研究内容によっては学会事務局から希望した発表形式の変更を求められる場合もある。

（1）口　演

学会によって発表時間は多少異なり、一般的には7〜10分程度であるが、最近では発表時間が短くなってきている傾向にある。発表時にはスライド（PowerPoint）を活用するため、事前に準備が必要になる。

（2）示説（ポスターセッション）

発表形式は学会によって異なるが、最近では質疑応答の時間を60分程度設け、その間発表者と聴衆が自由に討議できるようになっていることが多い。掲示時間につい

ても、学会によって異なるため事前に確認が必要である。示説会場には提示ボードが準備されており、そのボード内にポスターを提示する。掲示ボードの大きさや掲示方法は、各学会により異なるため事前に確認しておく。

3. 抄　録

　学会のホームページ上より演題申し込みをする際は、その演題申し込みフォームに直接抄録の原稿を入力することができるが、事務局へ郵送する形式の場合は、演題申込書（図Ⅶ-1）と同時に演題原稿（抄録）を作成して提出する。

　学会によってはホームページ上より、演題原稿（抄録）の提出に不備がないように必要事項に関するチェックリストがダウンロードできるようになっているため、そのチェックリストに沿って抄録の内容と照らし合わせて確認することができる（図Ⅶ-2）。

　字数に関しては、本文のみの場合と図表を入れる場合では、字数制限が異なってい

---

column　学会への入会の意義

●**自分の発表できる場が広がる**

　自分の研究を公表する方法として、演題発表は紙上発表（論文）以外の方法であり、対外的にも自分の研究などを伝える機会になる。そこでは、自分の研究内容の紹介、あるいは自分の研究の成果やこれまでの取り組みなどが伝えられ、論文として公表したものについて紹介することができるだけでなく自分の研究論文の結果が引用として用いられる機会になる。

　また、自分のモチベーションの向上につながる機会にもなる。たとえば、自分の研究に興味・関心を示してくれる人との出会いや、他者の意見や感想を聞くことによって、自分の研究に欠けている視点などが認識できる場になる。

●**他者の発表を見聞（視聴）できる**

　学会に参加することによって、自分の知らない新たな知識を得る機会になる。そこで、他者の知識、考え方や研究方法などに関するアイデアが吸収できる。そして、他者の発表から自分の研究の方向性（現在、将来に向けての研究）などを得ることが可能になり、自分以外の研究に関心を示すことによって、自分の研究の強みや弱みについて考えることができる。あるいは、学会参加後に自分の研究方針の転換に役立つことがある。

●**友人・研究仲間をつくることができる**

　共通した研究および共通した考え方をもつ研究者との交流から様々な人とのつながりを広げていく機会になる。それは、同じ仲間だけではなく、自分とは異なる研究や研究者との交流をもつ機会になる。さらに将来的に共同研究を行っていくことができる人と知り合いになることができる。

　学会に参加する目的を事前に考えておくことは、とても重要なことである。自分が学会で発表することはもちろん大切なことであるが、他者の発表を見聞（視聴）することは、プレゼンテーションの方法を見る機会にもなる。たとえば、口演発表であればスライドを用いており、発表の構成内容やスクリーンに映し出された文字の大きさや色などについても参考になるので、このことが学会参加の一つの目標にもなる。

一ノ山隆司（近大姫路大学看護学部）

第42回日本看護学会抄録提出チェックリスト

＊下記を確認し、抄録原稿・演題申込書と一緒に送付してください

専門領域名　　　　　　発表者名

チェック例：☑

	チェック項目	チェック欄
	【応募資格について】	
1	演題申込者（発表者、共同研究者）は日本看護協会の会員ですか ＊看護職以外の共同研究者は除く	
	【抄録について】	
2	抄録の内容は他の学会や他誌、本学会の他領域に発表あるいは投稿されていないものですか	
3	目的、方法、倫理的配慮、結果、考察および結論、引用文献を含めて2,000字程度にまとめていますか	
4	研究に使用した尺度やモデル等の出典（文献）を明記していますか	
5	本文は2段組にし、A4判用紙1枚で作成していますか（両面印刷は不可）	
6	本文、図表等は白黒印刷で判別できる明瞭なものになっていますか	
7	抄録原稿は2種類（8、9参照）ありますか	
8	抄録原稿A（抄録集印刷用）には、表題（副題）・キーワード・発表者・共同研究者・所属施設名を記載していますか	
9	抄録原稿B（選考用）には、表題（副題）・キーワードを記載していますか ※投稿者を特定できないようにするために、選考用の表紙には氏名および所属を記載しない	
	【倫理的配慮とその記述について】	
10	研究対象者へ研究内容および研究結果の公表等について説明し、承諾を得ていますか	
11	研究対象者が特定できないように配慮していますか	
12	固有名詞（当院・当病棟を含む）は使用せず、匿名にしていますか	
13	研究への参加によって、対象者に不利益や負担が生じないように配慮していますか	
14	当該施設の倫理委員会等でデータ使用と公表の承認を得ていますか	
15	倫理委員会名は正式名称を記載していますか	
16	文献から図表や本文を引用する場合、著作権に配慮し、出典（文献）を明記していますか	
17	既存の尺度を使用または改変する場合、作成者から許可を得たうえで出典（文献）を明記していますか	
	【演題申込書について】	
18	表題（副題）、発表者名、共同研究者名、所属施設名は抄録原稿と同じ記載になっていますか	
19	学術集会への参加希望、発表形式の希望に〇をつけていますか。	
20	日本看護協会会員証番号を記載していますか　＊看護職以外の共同研究者は除く	
21	2専門領域合同開催の場合には、いずれかひとつだけの「専門領域名」を記載しましたか　　　　　　　　　　　　　　　　　　　　　　　例）成人看護Ⅱ	
	【送付方法について】	
22	封筒の表には「専門領域名」を朱書し、折らずに封入しましたか	

図Ⅶ-2　抄録提出チェックリスト

（日本看護協会，第42回（平成23年度）日本看護学会実施要綱．より引用）

るために注意が必要である。特に、オンライン登録の場合には制限文字数をオーバーすると登録できないので注意を要する。

　下記に字数の数え方の例を示す。

(1) 演題名

「入院中の統合失調症患者を支える家族の主観的負担の構造」（全角26字）

(2) 筆頭著者・共著者の氏名・所属

- 著者が1人の場合、「上野栄一　福井大学医学部看護学科」（全角15字）
- 同じ所属の著者が2人の場合、「上野栄一　一ノ山隆司　福井大学医学部看護学科」（全角20字）
- 筆者著者と共著者がそれぞれ所属が異なる場合、「上野栄一　福井大学医学部看護学科」（全角15字）「一ノ山隆司　国際医療福祉大学小田原保健医療学部看護学科」（全角26字）で、41字となる。

(3) 本　文

句読点や見出し（例：【目的】）などは字数に含めるが、空白は含めない。半角英数字については、2つで1字として数える。

「【目的】2006年10月に本格施行された障害者自立支援法……と推察できる。」（全角750字）

(4) 合計字数（全角）

26字(演題名) + 41字(筆頭著者、共著者の氏名・所属) + 750字(本文) = 817字

字数が全角1200字以内の制限がある場合、図表がないときは全角1200字以内となり、図表があるときには全角840字以内になる。また、オンライン登録では抄録に挿入する図表の形式が決められており、図表は1枚、図表のフォーマットはJPEGまたはGIF形式のものに限定されている。したがって、ExcelやWordで作成した図表はこのフォーマットに変換する必要がある。また、図表のサイズは10Mバイトまでとなっていることが多いが、これは学会や雑誌ごとに異なる。オンライン登録を用いている学会のホームページには学会のプログラムをはじめ、その他の情報や学会からのお知らせがあるので確認する。

また、演題登録時にはパスワード（英数半角文字6〜8字以内）が必要であり、演題登録を終了すると登録番号が与えられる。演題登録期間であれば、パスワードと登録番号を用いて登録内容（必要事項・抄録内容など）の確認や修正ができる。

4. 参加登録

学会に参加するときには、必ず参加登録をしておくことが望ましい。学会の開始前には事前登録期間が設けられており、その期間に登録を済ませておくと、学会の数週間前に学会のプログラムや抄録内容がまとめられた雑誌が郵送されてくる。事前に学会の進行などが理解でき、抄録内容から興味・関心のある研究発表を視聴するための時間的な流れが把握しやすくなる。参加登録に関しては、当日参加も可能であるが、参加費が若干、高くなることが多い。また、参加費は学会会員、非学会会員、学生（大学院生を除く）でそれぞれ異なる。

演題の発表者も参加登録して参加費を支払うようになっている。事前登録期間、参加費の支払い方法などについては、演題登録時と同様に学会のホームページから確認することができる。

5. 採択と不採択

　採択、一部修正採択の通知がくる。採択の場合は、修正の必要はまったくなく、一部修正採択の場合は、査読者が指摘した箇所を訂正し再提出する。不採択の場合は査読結果をよく読み、今後の研究に活かす。

---

column　発表者と共同研究者

　研究計画書の作成段階で共同研究者が決定しており、研究計画書内には共同研究者の役割分担を明記することが一般的である。

　抄録、スライド（口演用・示説用）や論文には必ず研究者（執筆者、著者）の氏名を記載する。そこで、発表者はどのように決定されているのかを考えてみる必要がある。

　病院内の研究は院内教育の一環として病棟ごとに実施したり、看護師として就職した年数別（卒後研究）によって研究メンバーが構成されて、研究に着手する。また、看護学生の卒業論文のためグループで研究に取り組む場合がある。

　特に院内研究の発表者を決めるときに、あみだくじ、ジャンケン、あるいは美声だからということで決めてはいないだろうか。研究者、共同研究者は、それぞれがそれぞれの役割を担うことを知らなければならない。

　したがって、次のことをよく考えてみる必要がある。

1. 「研究者」として論文に名を連ねるためには、①主体的に研究作業に参加した、②他のメンバーとは異なる独自の役割を果たした、という少なくとも2つの条件を満たしていなければならない。
2. 著者の最初に位置する筆頭著者（first author）になるためには、①取り組んだ研究テーマの中心的な発案者であること、②研究内容の全般にわたって十分に把握していること、の2つが必須条件となる。

　また、著者の配列は研究作業で果たした役割の違いを明示していることがある。筆頭著者は、「研究テーマの中心的な発案者」であり、研究作業の全体を把握しており、発表や質疑応答を担える人である。そして、第二著者は、筆頭著者を直接的にサポートする役割を担うのが一般的である。第三著者として誰が位置するべきかに関しては諸説があるが、責任の所在を明示するという観点から、組織のまとめ役であったり、院内研究の場合には看護師長が担っていることが多い。

　国際的には、研究チームの構成メンバー数は3人までという原則がある。これは、論文の著者を評価するとき、筆頭著者に3点、第二著者（second author）に2点、第三著者（third author）に1点を与えるという了解事項があるからである。

　したがって、発表者は筆頭著者になり、その発表の責任者であることがわかり、共同研究者（第二著者、第三著者）はどのような存在であるかを理解しておくことが必要となる。

　このようなことから、してはいけないこととして、研究にかかわっていない人を共同研究者として記すことは研究倫理にも反する行為になるため、慎まなければならない。たとえば、その人（研究にかかわっていない人）の研究業績を増やすための行為などが相当する。

一ノ山隆司（近大姫路大学看護学部）

引用文献

1) 日本看護協会：日本看護学会実施要綱．http://www.nurse.or.jp/nursing/education/gakkai/pdf/yoko.pdf〔2011.04.04〕

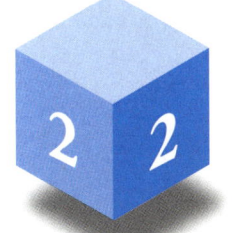

効果的なプレゼンテーション

プレゼンテーションを効果的に行うためには、実際に体験（発表）することが重要であるが、基本的な方法について学ぶ必要性もあり、最近の看護学生の教育（基礎看護教育課程）においても、その方法に関するレクチャーが行われている。

臨床看護師が病院内で研究した成果を外部で発表する機会としては、看護系の学会（たとえば、日本看護学会、日本看護研究学会など）がある。一般的な発表形式には、口演（オーラルセッション）と示説（ポスターセッション）があり、発表時にはスライドを使用する。最近の口演発表は、プレゼンテーションスライドをパソコン上で作成し、プロジェクターとスクリーンを利用して聴衆に視聴効果を与えることができる方法で行われている。PowerPointを用いてスライドを作成するため、通常、学会主催者側もPowerPointが作動するパソコンを準備している。また、示説発表時のポスターもPowerPointを用いて作成する。

そこで、本節では口演、示説の効果的なプレゼンテーションに必要となる知識について説明していく。共通する部分も多いため、口演発表時に関する内容を重点とし、補足的に示説発表について記載する。

1. プレゼンテーションの目的

そもそも研究発表は、研究プロセスの最終段階に相当する。発表は研究の成果を公表し、科学的知見を集積していく貴重な場となる。そして、発表した後の論文が知的財産として蓄積されることを考えれば、プロセスの最終段階に位置づけられる研究発表はとても意味のあることである。プレゼンテーション（発表）の場では、発表者と聴衆との相互作用が生じ、そこで得られたことや、容認されたことによって知的財産を増やすまたとない機会となるためである。

プレゼンテーションの場には、主に学会、研究会、講演、シンポジウム、病院内発表、学生の学位審査などがある。学会のプレゼンテーション（図Ⅶ-3、4）には、口演、示説があり、いずれも周到な準備が必要となる。

プレゼンテーションとは、「与えられた時間内で、伝えたいことを正確に伝える」ことであり、「聴衆に情報を伝達し、情報を理解させ、情報を納得してもらう」ことが重要であり、目的でもある。効果的なプレゼンテーションにするためには発表内容が興味深いことと併せて、いくつか押さえておきたい基本的なポイントや留意点がある。

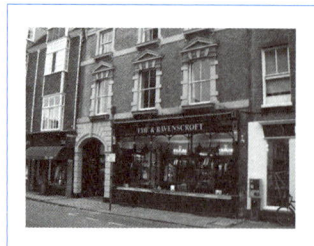

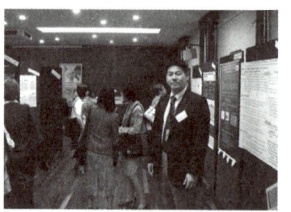

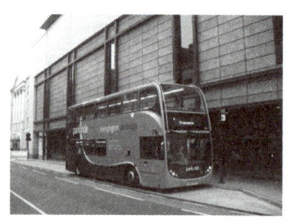

図Ⅶ-3 ● 2009年9月○○学会（ケンブリッジ）

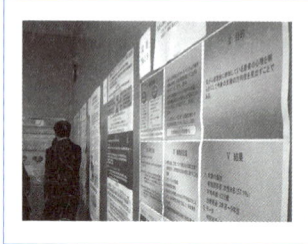

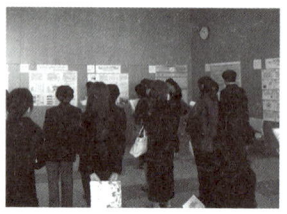

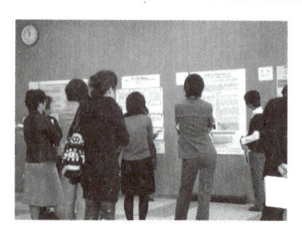

図Ⅶ-4 ● 学会の示説場面

2. プレゼンテーションのポイント

押さえておきたい基本的ポイントとして4つの項目があげられる。
① アイコンタクト、ボディランゲージ、声の大きさやトーンなど発表の技術を使用することで、聴衆が理解しやすいように内容を伝える
② 内容の構成（導入、展開、まとめなど）
③ プレゼンテーションソフト（PowerPoint）を用いた発表資料作成の技術（配色、文字フォント、鮮明な図表、見やすく注目してもらえるイラスト、アニメーション、3D画像など）

> **column　研究の可視化**
>
> 　看護研究では、研究成果を発表することが重要である。研究で得られたデータが何を表しているかは、そのままではわからない。研究とはこのデータが何を意味しているかを明らかにすることである。その表現として、質的研究ではカテゴリー化や結果図を示す。また、量的研究ではグラフなどで表現する。さらに、量的研究では、p 値を算出する。研究データは何かを表しているが、それを見つけるためにカテゴリー化、グラフ化など可視化することでデータのもつ意味が明らかになってくる。そのため、研究成果をビジュアルに表現し、いかに伝えるかが大切になってくる。パワーポイントでの発表でもポスターでの発表でも表現力が求められる。特に口演形式の持ち時間は7分前後が多いので、伝える内容をまとめておくことが重要である。ポスターでは、対面で説明し、十分な時間もあるので、ポイントをわかりやすく表現するためにグラフなどを用いて可視的に結果を表示し、一目でわかるポスターづくりが重要となる。
>
> 　　　　　　　　　　　　　　　　　　　　　　　　上野栄一（福井大学医学部看護学科）

④発表の情報量（内容構成、修飾、箇条書きなど）を考え、発表時間内で終了するように作成する

　実際に普段から、学会などに参加して発表の場の空気に触れ、以上のような項目を確認してみるとよい。「話し上手は、聞き上手」ともいう。まずは事前に抄録をチェックし、関心のあるテーマの発表（口演・示説）の聴講から始め、「聞き上手」になって知識の下地をつくることが大切である。

　筆者が初学者で研究の背景が何となくわかり始めた頃、研究目的が簡潔明瞭に「〇〇〇を明確にする」と示されたプレゼンテーションを聴講したときのことである。今から考えてみると、発表内容は研究者（専門的な立場の人）からみてもわかりやすく、理解しやすい研究方法を用いて結論まで正確に伝えており、モデルとなるくらいの発表であった。しかし、当時の筆者には結論を導くための経過にある研究デザインやデータの収集方法、分析方法に対する知識が備わっておらず、しかも研究の結果には一目瞭然な図表が示されていたにもかかわらず、理解できない部分もあった。それは、量的研究で統計処理を用いたときの図表の表現方法の学習、たとえば、データの特性である質的変数は棒グラフにして度数分布をみること、量的変数はヒストグラムとすること、正規性の検定では正規分布（パラメトリック検定）の場合、平均値・標準偏差をみること、非正規性（ノンパラメトリック検定）の場合、中央値・最大値、最小値や、最頻値をみたりして、箱ひげ図にすることなどの知識が十分ではなかったからである。

　最近は臨床看護師に研究指導をする機会が増えてきたが、以前筆者が経験したのと同様に研究の統計処理に関する相談を受けることがある。最近は、統計手法選択のフローチャートなどマニュアル化された書籍があり、正しい方法とそれに応じた図やグラフなどが作成しやすくなった。これがわかれば、立体的なグラフの作成や、配色などを工夫しながら見やすさに心がければよいのである。わかりやすく、見やすく表現することと、正しい方法や、ルールを理解する必要がある。

3. 口演発表

　口演発表は最も一般的なプレゼンテーションの方法である。看護系の学会では、発表時間は7～15分で、時間内に研究の内容を正確に伝えなければならない。ここでのポイントは、「すべてを伝え切ること」ではなく「内容を正確に伝える」ことが重要となる。

　発表時にはスライド（PowerPoint）を活用するが、そのスライド1枚に細かくていねいに文字を並べたところで、文字のポイントが小さくなり、決して見やすいものではなくなる。本来、視覚的にスライドを活用する意義は、聴衆の理解を促すことにある。当然、伝えたい内容（重点的な事柄）が表現されており、発表の流れに沿っていることが求められる。作成時にはスライド1枚の大切さを理解して、ここで伝えたいことはいったい何か、そして何が重要なのかを考えながら作成する。文字情報を簡潔にわかりやすく書いたり、シェーマ（図式・図解）にしたり、イラストを交えたり

すると効果的である。スライドを1枚1枚進めるごとにストーリー性（物語り調）のある紙芝居のような構成にし、1枚のスライドにあまり多くの情報を盛り込まないようにする。

加えて、「○○については、スライドをご参照ください」「抄録をご参照ください」などと言って何も説明しないことは控えなければならない。結論のスライドを提示したうえで、このように省略する発表者はいないと思うが、時折学会で見かけることがある。また、研究方法の一部を説明して、以降はスライドを参照するといったケースも好ましくない。さらに、事例研究において、研究対象である患者の特性などを記載したスライドを、何の説明もなく「スライドをご参照ください」の一言の後、一瞬で消してしまうことは、避けなければならない。

さらに、1枚のスライドを写し出している時間にも配慮する。「スライドを写す時間」＝「聴衆が研究内容を理解する時間」であり、最も気をつけるべきことの一つである。したがって、時間配分を考えた情報量、伝えるべき内容は何かをしっかりと吟味する。また、口演よりも示説発表のほうがわかりやすく、正確に研究内容を伝えられる場合もあるため、発表形式を選択することも重要となる。

---

column　看護管理学と研究

看護管理学は実学であり、実践と密接した研究が求められる。また、時代の要請を敏感に受け止め、方向性を出していく研究や、他部門との交渉のためや政策を動かす根拠となる研究も求められる。そのため、看護管理分野での研究の傾向は、その時代背景を反映していると言っても過言ではない。たとえば、看護職者の不足が社会問題になっていた時代には、看護師の不満足、バーンアウトや職務満足に着目した研究や、看護職者の不満の主な原因が看護本来の業務に費やすことができないことにあるということから、業務活動調査で看護職者が行っている業務の割合を分析する、また、看護必要量の測定方法の開発などの研究が行われてきた。また、質の高い看護提供が求められていることを背景に、質評価に関する研究や質の高い看護を提供するための勤務体制の工夫、人材開発に関する研究が行われてきた。重大な医療事故をきっかけにリスクマネジメントに関する研究が多く行われてきたのもその一例である。

このように、看護管理分野における研究では、今、何が現場で課題となっているのか、現場にいる看護職者のニーズを常に敏感に把握できる体制をつくっておくことが必要である。また、必要な予算を獲得する、新しい企画を通すなどの看護職以外の職種や他部門への交渉のための根拠も必要であり、経営学、行動科学など、他の研究分野の研究手法を用いたり、学際的研究も多く行われる。さらに、政策を動かすような研究も行われており、米国のAiken博士が行った「看護職の配置人数を増やすことによって患者の死亡率が低くなる」という研究結果は、看護職の人員配置増員の必要性を提言した研究として有名である。

看護管理分野での研究では、組織を超えた共同研究、他の研究者との連携や現場と研究者との連携が求められる。研究において用いられる研究方法も多様であり、研究目的によって量的研究や質的研究など、幅広い研究方法が用いられる。組織の方向性を見出す必要がある場合には、アクションリサーチにより実践を行いながら、一般化を見出していく手法も用いられる。このように、看護管理の研究を行うコツは、柔軟性と視野の広さ、連携の視点をもつことである。

叶谷由佳（横浜市立大学医学部看護学科）

4. プレゼンテーション技術の向上

　プレゼンテーションでは伝えたい内容（重点的な事柄）が発表の流れに沿っていることが求められるため、「発表原稿に応じたスライド」「スライドに適した発表内容」にする。効果的なプレゼンテーションにするためには、聴衆にわかるように話すことが必要であり、ポイントは「である調、です・ます調」の話し言葉でゆっくりと伝えることである。そのためにも、発表の技術（アイコンタクト、ボディランゲージ、声の大きさやトーンなど）を高められるように、事前に発表時の原稿を読むことはとても重要であり、リハーサルを何度も繰り返すことが成功へとつながる。練習した後に共同研究者や同僚に聞いてもらい、フィードバックしてもらうことは、自信がつき発表能力の向上につながる。このことは、示説発表も同様である。そうすることで、聴衆とは提示したスライド内容の情報を共有でき、聴衆を巻き込み引きつけることができる。

　発表時間に応じたスライドの枚数と発表原稿の字数として聞きやすいのは1分当たり300文字程度であり、7分間の発表であれば2100文字程度となる。またスライドは、1枚平均40秒以上の提示が必要となるため、10枚以内にする。

　図Ⅶ-5は、筆者らが第10回国際家族看護学会（京都市）で、パワーポイントを利用して発表したときのタイトル画面である。プレゼンテーション画面では文字の大きさ、色合いなどを考慮しながら作成する。写真やイラストを添付することで発表にメリハリをつけることができる。

　効果的なプレゼンテーションにするためには、口演発表後に用意されている質疑応答の時間もとても重要になることをつけ加えておく。

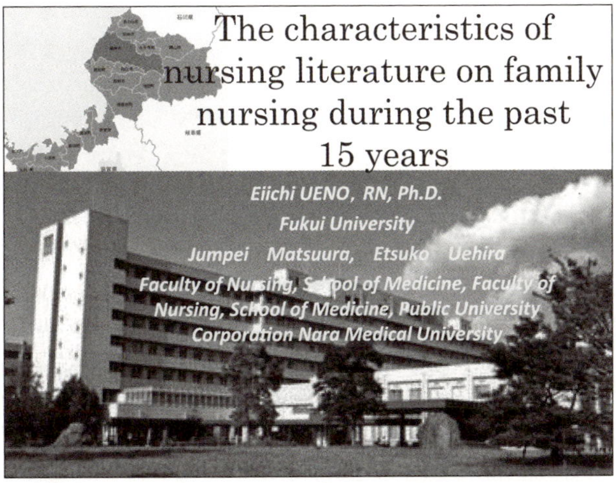

図Ⅶ-5 ● パワーポイントでのプレゼンテーション作成例（タイトル画面）

（2011年6月18日　第10回国際家族看護学会発表資料より）

5. 示説発表（ポスターセッション）

示説発表は学会によって異なるが、5分以内で発表し1時間は自由に討議できる時間を設けていることが多い。また、発表はなく、自由討議だけのこともある。いずれ

---

column　看護部としての看護研究支援

厚生連滑川病院は急性期から慢性期の滑川市唯一の総合病院として、安心・安全な医療を提供し、地域に密着したアットホームな病院を目指している。看護部の理念は、優しい心をもち「個の尊重と共育」を基盤にして看護を実践する。病院の概要は一般病棟（4病棟）211床、精神科68床、計279床。診療科15科、透析センター16床、健康管理センターがあり、職員数290名、看護職員202名、入院基本料10：1を取得している。看護部では25年前より現任教育として経年時教育に看護研究を取り入れていた。2009年よりクリニカルラダーを取り入れ、レベルⅠ～Ⅳのなかに現任教育として看護研究を位置づけている。看護研究は看護者の倫理綱領にも述べられているように、看護実践していくうえでの疑問や問題を明らかにする手段であり、ものの見方・考え方を論理的にとらえ検証していく過程・結果であり、看護の視点を養うものと考える。

レベルⅠは院内の看護研究発表に参加する。レベルⅡは院外の看護研究研修会に参加して研究の基礎を学ぶ。レベルⅢは部署の看護研究のメンバーとして参加する。レベルⅣは看護研究を実施するとしている。実際、看護研究を行うときは各部署でレベルⅣの人がチームの中心になり、部署の問題・興味・関心などからテーマを選び、部署の看護研究をするという位置づけになっている。

現場で働きながら看護研究することは、負担が大きく、できればしたくないというのが本音であり、自主的な研究が少ない現状にある。

看護研究は現任教育として位置づけているので、以前より教育委員、研究委員、所属長がアドバイザーになって支援してきたが、研究に自信がなく適切なアドバイスができず負担感も増し、また研究者に的確な評価を与えることができなく、研究がマイナスのイメージとして残り、スタッフはただやらされ感のみが残るようなこともあった。

また、研究者からは研究の相談をしたいとき・困ったときに気軽に相談できる説得力のある人材を望む声が高まってきた。忙しい現場のなかで行う看護研究を「やってよかった」と思える成功体験としてもらいたいと思い、10年前からアドバイザーとして大学の先生に研究の指導を依頼してきた。

看護研究指導の先生より「看護研究とは」の講義を聴き、部署の問題・興味・関心が本当に研究になりえるのか、文献を集め研究テーマの絞り込みを行い、研究計画書を作成し、文献を添えてアドバイザーの先生にみていただき、疑問に思うこと、困難に思っていることなどを質問形式で研究者とアドバイザーの話しを他部署の研究者も聞きながら、アドバイスを共有していく。研究テーマの絞り込みを十分に検討することが研究の重要な鍵になっている。その後研究計画書のもとに実践して、問題点があればアドバイザーと中間面接があり、論文にまとめた後、院内研究発表となる。院内発表時にはアドバイザーから講評を受けて、院外発表へともっていく。1～2年かけて看護研究を行うことになる。院外発表してきたスタッフは誇らしげにまた自信もついてくる。それが成功体験となりステップアップしていく姿を見ると、こちらが楽しくなる。アドバイザーとしての先生方は褒めて・認めて・的確にアドバイスしてくださるので、さすが教育現場の先生方だと感心している。研究者はそれに応えようと頑張ることがプラスの連鎖となっていると思う。今後、院内に大学の修士課程を終えた看護師がいるので、研究の支援を担ってほしいと期待している。

宮崎八尊子（厚生連滑川病院看護部）

2 効果的なプレゼンテーション

にしても、聴衆と対話形式で発表し、討議できる。示説発表時にはポスターを掲示するため、聴衆は口演発表のスライドと比べて長い時間発表内容を見ることができる。

1）ポスター作成のポイント

ポスターの大きさは学会によって違いがあるが、通常は縦型のパネルで横90 cm、縦160 cm程度（横型：横120 cm、縦90 cm）である。このサイズに合わせてわかりやすく、見やすく、しかも聴衆が注目してくれるインパクトのあるポスターに仕上げることと、それに応じたプレゼンテーションをする。

そのためには、スライドの作成時から全体の構成（研究目的、研究対象、研究方法、結果、考察、結論などの配置）、表現する文字のポイント、図表、グラフ、写真などの大きさや、その配色が重要となる。また、ポスターの特性を生かすために、文字情報は必要最小限にして、可能な限り図表やイラスト、写真などを活用し、聴衆をポスターに引きつけるように工夫する。

ポスターを見たときに、どこから見始めればよいのかを考えてわかりやすく配置する。一般的に縦型のポスターが多いので、上部には演題番号、タイトル、研究者名、その下から「はじめに」「目的」「研究方法」「結果」「考察」「結論」を記していく。基本的な配置は、左側上部から下方に向かって順序よく配置することである。見やすさを考慮すると、A3サイズの用紙を横に貼り、横90cm、縦160cmのパネルに6〜8枚が最適である（図Ⅶ-6）。最近はパネルサイズと同じ大きさの1枚の用紙でポスターを作成する発表者が増えている（図Ⅶ-7）。いずれもポスターの最下部は非常に

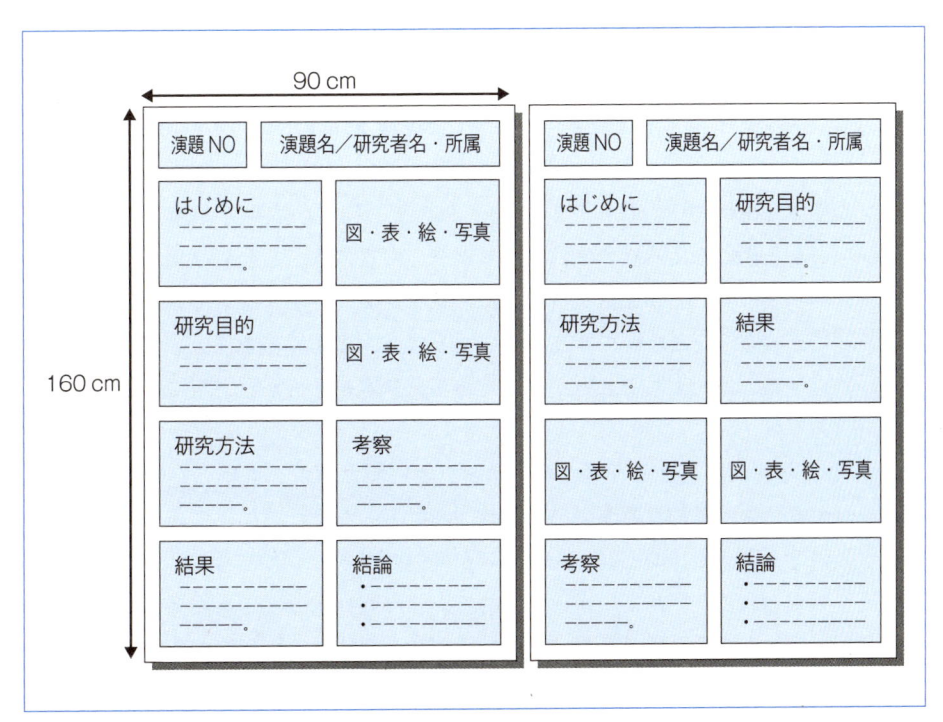

図Ⅶ-6 ● ポスター配置：A3サイズ（8枚構成）

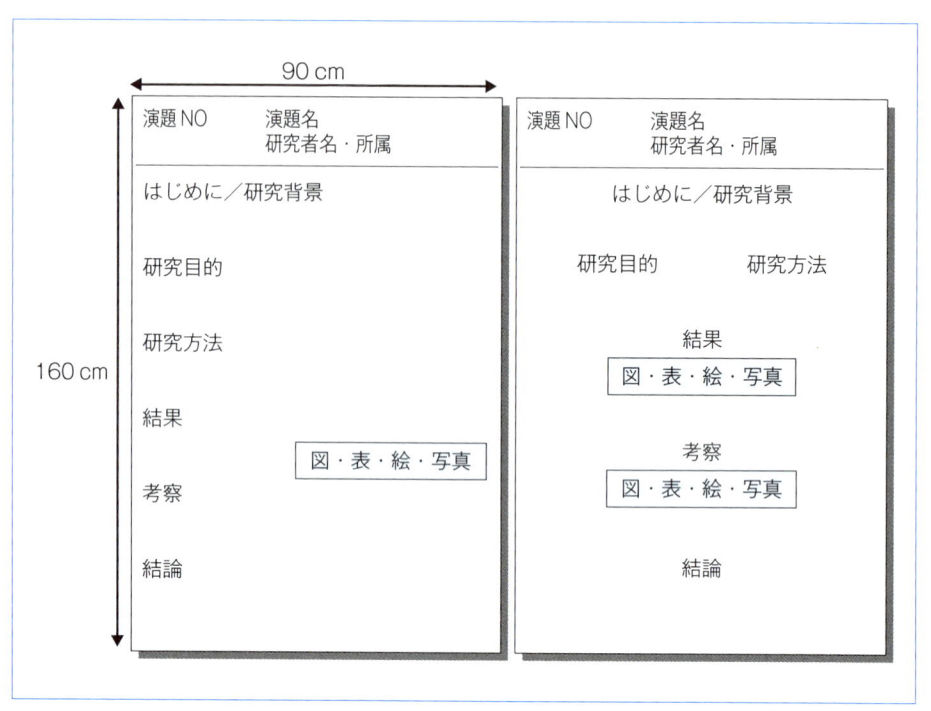

図Ⅶ-7 ● ポスター配置：1枚サイズ（90×160 cm）

見えにくいので、与えられた大きさすべてを使うのではなく、伝えたい重要なことが見やすい場所に配置してあることが求められる。

2）プレゼンテーションのポイント

示説発表の時間が5分間であれば、効果的にプレゼンテーションをするための時間配分を考え、まずは研究のテーマについて簡単に話していく。研究の意義と目的を30秒程度にして、メインとなる結果は3分以内で研究目的に関連した結果をわかりやすく説明する。残りの1分30秒以内で、研究の成果と結論を伝える。伝えたいことを正確に伝えるためには、ポスターの内容に応じた発表原稿を準備する。

示説の発表者が原稿を持たずにプレゼンテーションをしていることもある。将来的にそのようなことができるようになるには、まず原稿を作成して原稿を読みながらでも一歩一歩発表することが大切である。基本があるから応用に移ることができるのである。

「学んだら考える、考えたら学ぶ」といった学習を継続していくための仕組みがわかると、基礎的な要素にアレンジ（創意工夫など）を加えていくことで、聴衆を引きつけるようなプレゼンテーションが可能になっていくと考える。

限られた時間内でいかに効果的に、わかりやすく、インパクトのあるプレゼンテーションを行うかは、発表の機会を得られた人にとって関心の高い課題であり、その課題を達成するには周到な準備をしなければならない。そして、プレゼンテーションの準備で大切なことは、聴衆に何を伝えたいのかといったプレゼンテーションのキーポ

イントを決定することである。そして、聴衆がその内容などを持ち帰りたくなるようなプレゼンテーションを目指すことが必要である。

参考文献

1) 上野栄一：看護研究コンパクトガイド．医学書院，2002．
2) 山田一朗：学会発表の基本的な考え方とその実践—実りのある「10分間」を過ごすために．看護教育，33(2)：91-101，1992．
3) 山田一朗：スライドを活用しよう—上手なスライドの作り方．看護教育，33(2)：108-112，1992．
4) 秋ゆたか：サクサク看護研究．中山書店，2006．
5) 齊藤裕之，佐藤健一編：医療者のための伝わるプレゼンテーション＜JJNスペシャル＞．医学書院，2010．
6) 門脇香奈子：これからはじめるパワーポイント2010の本．技術評論社，2010．

付録

看護研究に役立つ用語集

用語	説明
一次文献（一次資料）	研究に必要な文献（資料）で研究成果が論文としてまとめられているもの。
因果関係	要因に曝露したことが原因となって疾病が起こると、要因と疾病とには因果関係があるという。要因曝露と疾病発生に統計学的に有意な関連があっても、必ずしも因果関係があるとは限らない。偶然や、原因と結果が逆の場合（因果の逆転）、バイアス、第3の因子による交絡が否定されて、初めて真の因果関係があるか検討される。因果関係の判定条件として、関連の時間性・強固性・普遍性・特異性・整合性が認められる必要がある。
SD（semantic differential）法	個人の抱いている心理的なイメージや感情について数量的に測定する方法。主に研究対象となるイメージや感情的なことを対となる形容詞を両極に設定（たとえば、「速い−遅い」など）し、評定尺度で回答してもらう方法であり、データに基づいて因子分析などができる。
エスノグラフィー（民族誌学的研究）	社会集団を対象にした調査方法で文化人類学の手法である。研究者は研究対象とする集団の中に入って行動を共にしながら（参加観察法）データを収集する。
演繹的研究方法	証明された法則や理論から仮説を立て、検証する方法であり、一般的な法則を適応して特殊なものを結論づける（演繹的推論）。主に量的研究に用いる方法である。
横断的研究	ある時点でのデータを収集し解析する方法である。たとえば、○月○日に1回限りのストレスの調査（アンケートなど）をした研究などである。
オープンコーディング	カテゴリーの設定のために類似したラベルを近づけることを念頭に置きコードを付すこと。
オッズ比	事象の起こりやすさについて2つの群から比較する尺度。ケースコントロール研究から導き出される指標である。 odds ratio：OR（オッズ比）

看護研究に役立つ用語集

外生変数	パス解析などの構造方程式モデルにおいて、一度も他の変数の結果とならない変数のことをいう。外から導入される変数ということで、外生変数とよぶ。➡内生変数
χ^2（χ二乗）検定	2群間に生じる特徴の関連性の割合が同じであるかの検定。
確率	Nが無限大になるようなN回の一連の無作為な試行において、ある事象が起こる相対頻度の極限値（事象の起こる回数/N）。
確率的標本抽出	母集団から確率的に無作為に標本を抽出する方法であり、偏り（バイアス）を防ぐことができる。
仮説	研究目的を述べるために、事象を説明するときに研究結果に基づいて、変数と変数との関係を予測できるもの。
カテゴリー化	質的研究において質的データから意味内容の類似性の記録単位を集積して概念化することである。データから引き出された概念であり、現象を表すものである。カテゴリーから次に研究全体の主題を表すコアカテゴリーを見出していく。その過程（分析過程）で質的データをより抽象度の高いカテゴリー（コード）とし命名（ネーミング）する。コーディング／コード化ともいう。
間隔尺度	序列のあるカテゴリーで構成され、カテゴリーの間隔は等間隔であり、絶対的な原点（0点）のないもの。量的変数になる。
観察法	参加観察法、非参加観察法がある。研究対象者の言動、反応や特性などの観察によって得られた内容をデータとする方法。
記述統計	観察された集団の特性や状況を数字で表現し、問題点の発見や整理を行うことを目的とする（度数分布、平均値、中央値、標準偏差、分散など）。
帰納的研究方法	具体的な現象を観察し分析して理論を生成する方法であり、質的データから得られた事実から一般的なものを見出す方法である（帰納的推論）。主に質的研究に用いる方法である。
基本統計量	観察集団の分布の特徴を表現する統計量で分布の中心とばらつきを反映する代表値のことである。分布の中心を示す代表値として平均値・中央値・最頻値があり、ばらつきを示す代表値として、標準偏差・範囲（最大値―最小値）・4分位範囲がある。
帰無仮説	1つの変数と他の1つまたは1群の変数との関係がないという仮説。また、2つ以上のグループ間の分布に差がないとする統計的な仮説のこと。

共通性	因子分析において、測定尺度と共通因子との相関性を示す因子負荷量の2乗値の合計で、各測定尺度の変動のうち共通因子によって変動する部分がどれだけかを示す。
共分散分析	各群で回帰分析を行い、回帰式の傾きが同じであることを確認し、各群の平均値に差があるかを検討する。
寄与危険度	両群（曝露群と非曝露群）における疾患頻度の差を示す。疫学における指標の1つである。
寄与率	重回帰分析では、目的変数の予測値の分散が実測値の分散の何％を占めるか、回帰モデルのあてはまりのよさを示す。重相関係数の二乗値で決定係数ともいう。因子分析では、全測定変数のある因子についての因子負荷量の平方和が全測定変数の分散の総和の何％を占めるか、その因子の説明力を示す。
クロス集計	変数間の組み合わせによるデータの分布を調べる集計方法。
KJ法	収集・蓄積された情報から、問題解決に必要なものを抽出して、互いに関連があるものを整理・統合する方法である。
系統誤差	バイアス（bias）ともいう。常に定まった方向にだけシフトする系統的なずれのことである。研究においては、対象の選定時に生じる。研究対象として選ばれた者と選ばれなかった者との二者間にみられる特性の差によって生ずる系統的な誤差をさす。系統誤差には選択バイアスや情報バイアスがあり、系統誤差が小さいほど、信頼性のある研究となる。
構造化面接	定まった項目に従って質問する面接法。質的研究のデータ収集方法であり、質的データとなる。
コーディング（コード化）	調査研究においてデータを効率的に集計、処理するために回答項目を分類して符号をつけること。
交絡	結果に2つ以上の原因が考えられる場合、それぞれの原因がどの程度、その結果に影響しているのか区別できないときに、交絡があると表現する。交絡因子とは交絡を発生させる要因のこと。
コホート	前向き研究で一定期間追跡される人々の集団をコホート（cohort）という。特定期間に生まれた集団は出生コホートという。

コホート研究	コホート研究には、未来に向かう前向き研究と過去に向かう後ろ向き研究の2つがある。前向きコホート研究では、現時点での健康状態や疾病の原因となる要因を調査し、未来に向かって対象者を追跡調査する。一方、後ろ向きコホート研究では過去にさかのぼり、疾病の発生について対象者を追跡調査する。
最頻値	データのなかで一番多い値。mode：Mo（モード）
参加観察法	研究者が研究対象者と共に行動して観察によってデータを収集する方法。
散布図	2変量間の関連性をみるために、一方の変量をX座標、他方の変量をY座標にとり分布を示した図のこと。相関性を検討するための基本図である。
散布度	統計データの散らばりの度合い。
質的研究	研究対象者の会話内容、行動、記述内容などの数量的に表すことのできないデータを手順に沿ってまとめ、分析する方法。 ➡量的研究
質的データ	数量化できないデータで、インタビューデータ、音声、映像記録や記載文など。
質的変数	変数は質的変数と量的変数に分けられる。違いは質的なものを分類したものなのか、量的に変化するものなのかである。定性的変数、非計量データなどのことであり、順序尺度や名義尺度のこと。
質問紙法	研究対象者の認識や志向などについて調査票に回答してもらってデータを収集する方法であり、郵送法、留置法、集合法などがある。
集合法	研究対象者を一つの場所に集めて調査票に回答してもらい回収する方法。
従属変数（目的変数）	他の変数の影響を受けて変化する変数であり、原因と結果の因果関係では、結果に相当する。➡独立変数（説明変数）
縦断的研究	時間的経過のなかでデータを収集し比較して一定期間のなかでの関連を検証する方法である。たとえば、ストレスの調査を4月、5月、6月に測定してその関連をみる研究などである。縦断的研究には、ケースコントロール研究、コホート研究（前向き、後ろ向き研究）、介入（実験）研究がある。
自由度	独立に選べる変数の数のこと。自由度ϕ＝全変数－変数相互間の関係式の数。

順序尺度	対象を比較するためにつけた順位（序列）であり、カテゴリー同士の間隔は等間隔でない。質的変数になる。
剰余変数	独立変数以外に従属変数に影響を及ぼす変数のことである。
信頼区間、信頼係数	標本平均や標本分散をもとに、母集団の真の母数（母平均や母分散）がある区間に入る確率＝信頼係数（$1-a$）以上になる保証する方法を区間推定といい、その区間を95％信頼区間（$a=0.05$）とか99％信頼区間（$a=0.01$）という。
推測統計	標本〜母集団の予測や推定を行う。研究結果を一般化するために、標本で明らかになったことが大きな母集団でみられるかどうかを推測する。
スクリープロット	尺度開発時の因子分析の際に、因子を決めるときに用いられる。右図のように、固有値を見て、固有値が大きく変化する（落ち込む）ところまでを因子数として採用することができる。
スピアマンの順位相関係数	2つの順序で示される変数の関係を統計値で説明したもの。
正規分布	データの平均値を中心にして左右対称になる分布のこと。
生理学的測定法	生体が現している情報（生命現象）の心拍数、脳波、血流、呼吸などを測定する方法。
全数調査	母集団のすべてを調査することである。
相関係数	2つの変数がどの程度直線的関係にあるかを示す関連性の尺度。－1から＋1までの間の値をとる。相関係数の解釈は、0.0〜0.2：ほとんど相関関係がない、0.2〜0.4：やや相関関係がある、0.4〜0.7：かなり相関がある、0.7〜1.0：強い相関関係がある、とする。ピアソンの積率相関係数やスピアマンの順位相関係数、ケンドールの順位相関係数がある。
相対危険度	両群（曝露群と非曝露群）における疾患頻度の比を示す。疫学における指標の1つである（コホート研究から導き出される指標）。
ソシオメトリー法	社会集団における人間関係について構成員の関係性をもとに調査・分析を行い、その結果をもとに、その集団の生活全般や一部を改善する方法である。
代表値	データの代表となる値、分布の中心を表す値。

対立仮説	統計的に仮説検定する場合、帰無仮説が棄却されたときに採択される仮説のこと。帰無仮説H0に対応してH1と表記している。
多重比較	3つ以上の群について平均値（パラメトリック検定の場合）、中央値（ノンパラメトリック検定）のそれぞれの群のペアの比較をする。たとえば、A、B、C群の多重比較は、AとB、AとC、BとCの比較をする。
ダミー変数	質的変数に便宜的に数値を割り当てた変数である。たとえば、趣味ありを1、趣味なしを0といったように表す変数である。重回帰分析などで用いられる。
単純集計	それぞれのデータを項目ごとに集計すること。
中央値	入力データを小さい順で並べたときの真ん中の値。 median：ME（メディアン、メジアン）
調査票	研究のデータとして必要となる項目を質問形式で記載したもの。
対比較	多重比較において、複数の群間のなかで、A群とB群、B群とC群のように2群間の比較をすることである。
t検定	量的変数の場合、研究対象とした2群が正規分布していると仮定したときに、2群の平均が等しいかどうか平均値の差を調べる検定。
データのカテゴリー化	データを統計処理するために、質的データを数値になおしたりすることをさす。順序尺度や名義尺度を分類しなおすことを再カテゴリー化（再統合）という。最終的には0,1の2値データまでカテゴリー化を進めることができる。多変量解析では、説明変数や目的変数に量的尺度や順序尺度を2値型データにカテゴリー化（ダミー変数化）することがある。[例] 男性→「1」、女性→「2」とする（ただし、この場合は名義尺度である）。
デルファイ法	集団に対して、同一の質問内容を数回にわたって繰り返し行うことによって、意見の収束を図る方法である。その結果をもとに、価値観の多様性を反映したその後の実践計画の評価指標を得ることができる。
統計的検定	得られた研究の結果が偶然なのかどうかを判断するために統計的手法を用いて明らかにする。
独立変数（説明変数）	他の変数を説明する変数であり、原因と結果の因果関係では、原因に相当する。➡従属変数
度数	グループごとの数量（データ）。

用語	説明
留置法	研究対象者に調査票を渡して、一定の期間が経過してから研究者が調査票を回収する方法。
内生変数	パス解析などの構造方程式モデルにおいて、少なくとも一度は他の変数の結果となる変数をいう。モデル内で他の変数から影響を受けて値が決定する変数である。➡外生変数
二次文献（二次資料）	一次文献への手引になる目録、書誌、抄録、索引などをさす。
二重盲検法	主に治療薬などの効果を明らかにしたいときに、被験者と実験者共に実験操作が行われていることを知らせないで行う方法のこと。
ノンパラメトリック検定	データの分布が正規分布していない場合や従属変数が質的データの場合に用いられる検定法。➡パラメトリック検定
バイアス	英語の bias は「先入観」という意味。社会調査で、回答に偏りを生じさせる要因となるものである。統計学では、バイアスにはいくつかの種類がある。選択バイアスは標本の偏りのことをさし、母集団から標本を選ぶ際に平等に選ばれていない場合をいう。情報バイアスは、情報を収集する際に招くバイアスをいう。
曝露	疾病発生の要因となる条件や状況にさらされること。
パラメトリック検定	尺度の水準が間隔尺度、比率尺度であり、データの分布が正規分布している場合に用いる検定法。➡ノンパラメトリック検定
半構造化面接	面接での質問項目をある程度設定しておいて、実際の面接によって会話を発展させながらデータを収集する方法。質的研究のデータ収集方法であり、質的データとなる。
判別分析	重回帰分析モデルの目的変数を2値型質的変数にした多変量解析方法で、目的変数の判別と説明変数の影響度を解析することが目的。
ピアソンの積率相関係数	データが正規分布であることを仮定するパラメトリック法で、2つの量的変数（間隔尺度、比率尺度）の関係について統計値で説明したもの。
非確率的標本抽出	作為的に標本を抽出して、母集団の傾向をとらえる方法であり、知りたいことにおける母集団の全体としての傾向が把握できる。
非構造化面接	面接での質問項目を定めずに研究対象者と自由に会話しながらデータを収集する方法。質的研究のデータ収集方法であり、質的データとなる。

用語	説明
非参加観察法	研究対象者とは直接かかわらず、第三者的な立場で研究対象者を観察する方法。質的研究のデータ収集方法であり、質的データとなる。
ヒストグラム	連続型の量的変数の度数分布を図に表現したもので、区間内の面積が頻度に比例する。離散型の変数の度数分布は棒グラフで表現する。
百分率	全体100に対してどれくらいの割合があるかを示すものであり、対象数を全体の数で割り、100をかけたもの。
標準誤差	標本の散らばりを表す記述統計量（standard error：SE）。
標準偏差	平均値に対するデータの散らばりを表す記述統計量（standard deviation：SD）。
評定尺度	現象を数量化目的の尺度（一定の標準に従って段階を定めた尺度であり、尺度間が等間隔になっている）によってとらえることができる。素点から平均値や標準偏差が算出できるため、統計的解釈が可能である。
標本	母集団から一定の手順によって選び出された集団の一部。
標本抽出（サンプリング）	母集団から標本を選び出すこと。
比率尺度	序列がつけられているカテゴリーから構成され、カテゴリー同士の間隔が等間隔であり、しかも0点を基点とするもの。量的変数になる。
フィールドワーク	研究対象にしている場に入って行動を共にしながらデータを収集すること。
プレテスト	本調査を実施する前に、研究対象と同じような特性をもつ少人数の人を対象として行う調査のこと。
分散	標準偏差を二乗したもの。
分散分析	研究対象とした3群以上の差の有無を平均値の差を用いて行う検定。
変数	数量に置き換えられた質問項目や内容。
母集団	研究対象の基礎となるすべての集団。

名義尺度	分類尺度ともいう。2つ以上の序列がつけられないカテゴリーで構成されており、性別、年齢、職業などの属性の区分や分類を示すものであり、数値的には意味のない尺度である。質的変数になる。
面接法	研究対象者の面接での会話をとおしてデータを収集する方法であり、構造化面接法、半構造化面接法、非構造化面接法がある。質的研究のデータ収集方法であり、質的データとなる。
盲検法	主に治療薬などの効果を明らかにしたいときに、被験者には実験操作が行われていることを知らせないで行う方法のこと。
有意水準	標本集団を観察した結果から母集団の状況を推測するときの誤った判断をしている場合の危険率のこと。仮説を棄却するかの判断の基準になり、一般的には5％または1％で設定している。
郵送法	研究対象者への調査票の配布と回収を郵送で行う方法。
尤度	もっともらしさ、あるいは起こりやすさという意味で、ある仮説のもとで観察されたデータが生じる確率を意味する。
尤度比	帰無仮説が成立する条件下での尤度関数の最大値を、その条件下での尤度関数の最大値で割った値をいう。
ランダム抽出とランダム化	標本を母集団から選択するとき、母集団から偏りなく抽出する方法をランダム抽出（random sampling）といい、単純無作為抽出法・系統抽出法・層化抽出法・多段抽出法・集落抽出法などがある。臨床試験の対象者を偏らないよう実験群と対照群に割り付けることを無作為割り付け（ランダム化）という。基本特性が両群で均等に分布するので交絡が入らず、介入の有無による効果の比較が正確にできる。このような試験方法を無作為化対照試験（randomized controlled trial：RCT）といい、最も優れた臨床試験方法とみなされている。
リサーチクエスチョン	研究疑問のこと。研究動機、疑問、研究への問題認識のことであり、研究のテーマの設定のもとになる。
量的研究	研究対象者から収集したデータを数量的にまとめて統計的に処理して検証する方法。➡質的研究
量的データ	実数値で表すことのできるもので、身長、体重、血圧値などであり、量的に四則演算（加減乗除：加算（＋）・減算（－）・乗算（×）・除算）ができるデータのこと。
量的変数	定量的変数、計量データのことであり、比率尺度や間隔尺度のこと。

理論的サンプリング	得られたデータを分析しながら、研究対象者からデータを収集する方法であり、データ収集と分析を繰り返しながら理論化が加わること。質的研究のグラウンデッドセオリーアプローチのデータ分析に活用する場合が多い。
理論的飽和	分析したデータから、それ以上の新しい事柄（テーマやパターン）、概念が出現しないという時点。
理論ノート	インタビューや観察事項から解釈や考察などを記すものである。
ワーディング	調査票作成時の質問項目の文章や表現方法。

索引

数・欧

25%値　114
75%値　114
APA　137
CINAHL　47
csv 形式　48
EBM　8
EBN　8
EndNote　49
G-P 分析　126
IT 分析　126
KJ 法　88, 158
MEDLINE　46
PDCA サイクル　12
PICO　18
PubMed　50
p 値　71
RCT　8
SD 法　156
t 検定　161
VAS　75

あ

アンケート調査　72
医学研究　80
医学中央雑誌　46
一次資料　44, 156
一次文献　44, 156
一致率　95
因果仮説検証型研究　63
因果関係　156
因子　126
因子探索型研究　22, 63
因子分析　122, 127
インタビュー　90
　——ガイド　91
ウィリアムズ検定　119
ウィルコクスン検定　70
ウェルチの検定　119
エスノグラフィー　85, 156
演繹　65

演繹的研究方法　156
演繹的推論　65
円グラフ　72
演題申し込み　140
横断的研究　80, 156
オープンコーディング　156
オッズ　121
　——比　121, 156
帯グラフ　72
折れ線グラフ　72, 114

か

χ^2 検定　70, 157
解釈学的アプローチ　86
外生変数　157
介入研究　8, 68
概念枠組み　21
外部対照　81
科学研究費補助金　27
確率　71, 157
確率的標本抽出　157
仮説　67, 157
仮説検証型研究　22
カテゴリー化　100, 157
カテゴリーの生成　92
間隔尺度　69, 157
関係探索型研究　63
看護覚え書　3
看護研究　5
看護者の倫理綱領　31
看護の対象　5
観察研究　9, 68
観察法　157
関連 2 群間比較　117
関連検証型研究　63
関連多群間比較　117
記述統計　70, 157
帰納　65
帰納的研究方法　157
帰納的推論　65
基本統計量　112, 157

帰無仮説　157
共通性　158
共分散構造分析　123
共分散分析　158
寄与危険度　158
寄与率　158
クラスカル-ウォリス検定　70
クラスター分析　123
クリッペンドルフの α 係数　95
クリティーク　52
クロスオーバー比較試験　81
クロス集計　158
クロンバックのアルファ（α）係数　126
系統誤差　120, 158
系統的レビュー　8
ケースコントロール研究　80
結果　135
結論　136
研究　4
　——の意義　15, 24
　——のエビデンスレベル　8
　——の独自性　15, 24
　——のプロセス　64
研究疑問　12, 164
研究計画書　20
研究テーマ　14
研究デザイン　19, 62
研究報告　45, 131
研究方法　135
言語バイアス　9
原著論文　45, 131
限定回答法　75
口演　142, 149
考察　135
構造化面接　90, 158
構造方程式モデリング　123
コーディング　78, 94, 158
コード化　158
交絡　158
交絡因子　120

コホート　158
　　——研究　80, 159

さ

最小値　112
最新看護索引　46
最大値　112
最頻値　71, 112, 159
索引誌　45
参加観察法　159
三角グラフ　72
参考図書　45
散布　70
散布図　72, 159
散布度　159
サンプリング　163
サンプルクラスター分析　123
シェフェ検定　119
自己対照試験　81
示説　142, 152
自然主義　66
シソーラス　47
実験研究　78
実証主義　66
質的研究　19, 84, 159
　　——のクリティーク　57
　　——のプロセス　64
質的尺度　69
質的データ　159
質的統合法　89
質的変数　159
質問紙法　159
四分位　112
シャーリー-ウィリアムズ
　法　118
尺度開発　125
謝辞　136
重回帰分析　120
自由記載法　76
集合法　159
重相関係数　121
従属変数　159
縦断的研究　80, 159
自由度　159
自由度調整済重相関係数　121

主成分分析　122
出版バイアス　9
順位法　74
準実験研究　79
順序尺度　67, 69, 160
　　——の比較　118
剰余変数　160
症例集積研究　80
抄録　131, 143
抄録誌　45
序論　134
事例研究　88
事例検討　88
信頼区間　160
信頼係数　160
推測統計　70, 160
スクリープロット　160
スコットのπ係数　95
スチューデントのt検定　119
スティールードウァス法　118
スティール法　118
スピアマンの順位相関係数　119, 160
正規分布　71, 113, 160
正の相関　115
生理学的測定法　160
説明変数　161
全数調査　160
尖度　114
相関　115
相関係数　115, 160
総説　45, 131
相対危険度　160
ソシオメトリー法　160
卒業研究　29

た

対応のあるデータ　117
対応のないデータ　117
タイトル　16
代表値　70, 112, 160
対立仮説　161
多肢選択法　76
多重比較　161
多重ロジスティック回帰分析　120, 121
ダネット検定　119
多変量解析　71, 120
ダミー変数　161
単一回答法　75
単純集計　161
中央値　71, 112, 161
チューキー-クレイマー検定　119
調査票　72, 161
調整オッズ比　121
対比較　161
データ収集　37
データのカテゴリー化　161
データ分析　37
テキストマイニング　97
デルファイ法　161
天井効果　114
天井・フロア効果　114
同意書　34
統計学的有意差　71
統計資料　45
統計ソフト　72
統計的検定　161
独自因子　127
独立2群間比較　117
独立多群間比較　117
独立変数　161
度数　161
度数分布図　113
度数分布表　113
留置法　77, 162
トライアンギュレーション　89
トランスクリプト　102

な

内生変数　162
ナイチンゲール　3
内容分析　96
二次資料　45, 162
二次文献　45, 162
二重盲検法　8, 162
ノンパラメトリック検定　117, 162

167

索引

は

バイアス　162
曝露　162
箱ひげ図　72, 113
ハザード　121
　　──比　121
パラメトリック検定　116, 162
範囲　112
半構造化面接　91, 162
判定保留　71
判別分析　162
ピアソンの積率相関係数　119, 162
非確率的標本抽出　162
非構造化面接　91, 162
非参加観察法　163
比尺度　69
ヒストグラム　72, 113, 163
ヒストリカルコントロール　81
百分率　163
標準誤差　71, 163
標準偏差　71, 112, 163
評定尺度　163
評定法　74
標本　163
　　──抽出　163
非ランダム化　81
比率尺度　163
比例ハザード分析　120, 121
フィールドノート　86, 91
フィールドワーク　163
フィッシャーの直接確率法　118
フェイスシート　73
フォレストプロット　9
複数回答法　75
負の相関　115
不偏分散　71
フリードマン検定　70, 119
プレゼンテーション　147
プレテスト　163
フロア効果　114
文献　25, 44, 136
文献検索　15, 44
分散　112, 163
分散分析　163
分類尺度の比較　118
平均値　71, 112
変数　163
変数クラスター分析　123
棒グラフ　72, 114
母集団　163
ポスター作成　153
ポスターセッション　142
母標準偏差　71
ボンフェローニ法　118, 119

ま

マッチドペア法　121
マン-ホイットニー検定　70
民族誌学的研究　85, 156
無作為化対照試験　8, 81, 164
無相関　115
　　──の検定　116
名義尺度　69, 164
メタアナリシス　8
面接　90
面接法　164
盲検法　164
目次速報誌　45
目的変数　159

や・ら・わ

有意水準　164
有意調査　23
郵送法　77, 164
尤度　164
尤度比　164
用語の定義　20
要旨　136
ライフヒストリー　87, 91, 107
ランダム化　81, 164
ランダム抽出　164
リサーチクエスチョン　12, 164
量的研究　19, 67, 164
　　──のクリティーク　57
　　──のプロセス　66
量的尺度　69
　　──の比較　118
量的データ　164
量的変数　164
理論的サンプリング　165
理論的飽和　165
理論ノート　165
臨床研究　80
　　──に関する倫理指針　35
倫理審査委員会　35
倫理的配慮　24, 32, 135
レーダーチャート　72
論文　15, 130
ワーディング　165
歪度　114

● 著者紹介

上野栄一（ウエノ　エイイチ）

新潟県生れ。看護師、医学博士。奈良学園大学保健医療学部教授。
奈良県立医科大学附属看護専門学校卒業（現奈良県立医科大学医学部看護学科）、富山医科薬科大学助手、旭川医科大学医学部看護学科助教授、富山医科薬科大学助教授、福井大学医学部教授を経て現職。
研究テーマは、看護の内容分析やデータマイニングを利用した理論の生成方法の研究、尺度開発、対人関係に関する看護研究。

出口洋二（デグチ　ヨウジ）

富山県生れ。薬学修士、医学博士。福井大学医学部看護学科教授。
富山医科薬科大学博士後期課程中退、1982年4月福井医科大学医学部（現福井大学医学部）で教員生活を始め、1999年4月看護学科環境科学領域教授として現職。
研究テーマは、生活習慣病やアレルギー疾患の発症予防におけるセレンなど人体必須微量元素の意義を解明する環境保健学。

一ノ山隆司（イチノヤマ　リュウジ）

富山県生れ。看護師、救急救命士。金城大学教授。
富山医科薬科大学大学院医学系研究科修了、富山大学大学院生命融合科学教育部生体情報システム科学専攻（博士課程）、富山福祉短期大学看護学科准教授、国際医療福祉大学小田原保健医療学部准教授、近大姫路大学看護学部教授を経て現職。
研究テーマは、精神看護学領域の教授開発／コミュニケーションスキル、事例検討。事例検討会では独自に考案した研修会を開催。地域における精神看護についても追究している。

楽しくなる看護研究

2012年1月27日　第1版第1刷発行
2023年3月13日　第1版第12刷発行

定価（本体2,300円＋税）

著　者　　上野栄一・出口洋二・一ノ山隆司 ©　　　　　　＜検印省略＞

発行者　　亀井　淳

発行所　　株式会社 メヂカルフレンド社

〒102-0073　東京都千代田区九段北3丁目2番4号
麹町郵便局私書箱48号　電話(03)3264-6611　振替00100-0-114708
https://www.medical-friend.co.jp

Printed in Japan　落丁・乱丁本はお取り替えいたします　　印刷／(株)広英社　製本／(有)井上製本所
ISBN978-4-8392-1460-9　C3047　　　　　　　　　　　　DTP組版／(有)エイド出版　　107108-088

本書の無断複写は、著作権法上での例外を除き、禁じられています．
本書の複写に関する許諾権は，㈱メヂカルフレンド社が保有していますので，複写される場合はそのつど事前に小社（編集部直通 TEL 03-3264-6615）の許諾を得てください．